JN326136

レボブピバカインの基礎と臨床

大阪市立大学教授 浅田 章 編集
大阪市立大学准教授 西川精宣

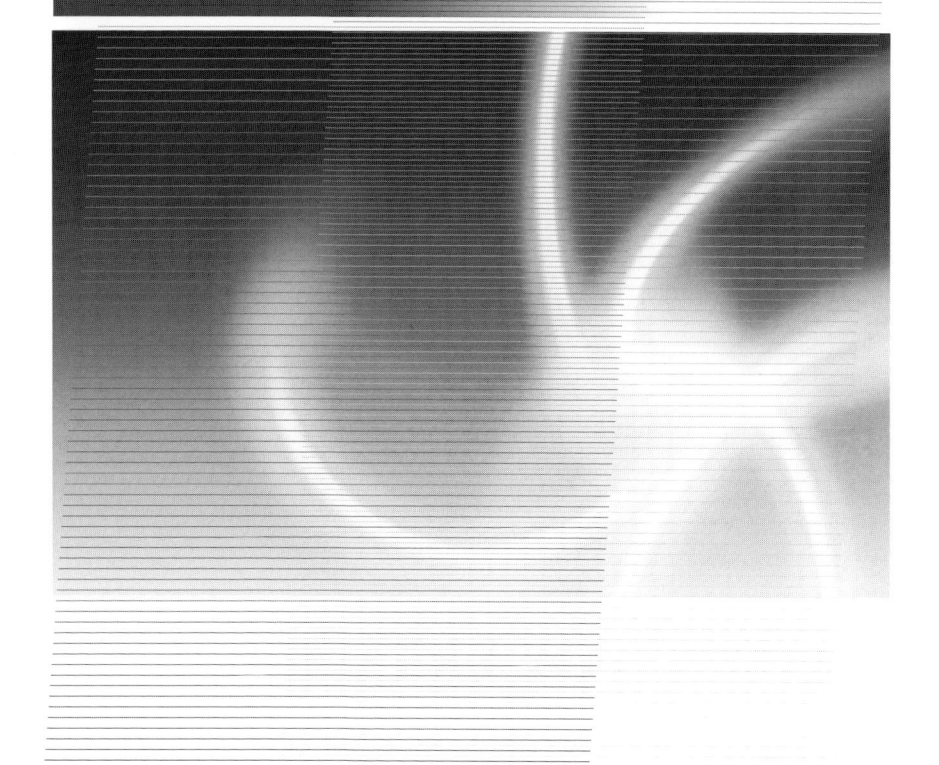

克誠堂出版

編　集

| 浅田　章 | 大阪市立大学大学院医学研究科麻酔科学講座 |
| 西川　精宣 | 大阪市立大学大学院医学研究科麻酔科学講座 |

執筆者一覧
（執筆順）

Laurence E. Mather	University of Sydney（シドニー大学名誉教授）
山田　徳洪	大阪市立大学大学院医学研究科麻酔科学講座
森　　隆	大阪市立大学大学院医学研究科麻酔科学講座
浅田　章	大阪市立大学大学院医学研究科麻酔科学講座
古江　秀昌	自然科学研究機構生理学研究所神経シグナル研究部門
杉山　大介	信州大学医学部麻酔蘇生学講座
松浦　正	大阪市立大学大学院医学研究科麻酔科学講座
黒川　博己	県立広島病院麻酔科
福島　祐二	聖マリアンナ医科大学横浜市西部病院麻酔科
内田　寛昭	仙台厚生病院麻酔科
中塚　秀輝	川崎医科大学麻酔・集中治療医学Ⅱ
前島亨一郎	川崎医科大学麻酔・集中治療医学Ⅱ
山本　健	金沢大学医薬保健研究域医学系麻酔・蘇生学
坪川　恒久	金沢大学医薬保健研究域医学系麻酔・蘇生学
中本　達夫	大阪市立住吉市民病院麻酔科
奥富　俊之	北里大学医学部麻酔科学

序　文

　局所麻酔薬，コカインは19世紀後半に発見されて，臨床的に使用され始めた。それ以来，現在に至るまで，すぐれた局所麻酔薬を求めて，研究が続けられている。ブピバカイン・エチドカインの心毒性が Edde RR（Anesth Analg，1977年）と Algright G（Anesthesiology，1979年）により報告されて，毒性の少ない局所麻酔薬の開発が積極的に進められた。メピバカイン，ブピバカインは不斉炭素原子を有しているが，これまで製品としてはラセミ体が臨床使用されてきた。ブピバカインの2つの光学異性体は臨床効果と毒性が異なることから，ブピバカインの光学異性体であるレボブピバカインが注目された。ロピバカインが光学異性体の局所麻酔薬として，レボブピバカインに先行して，発売されている。本書ではどのようなときにレボブピバカインを使用するのがよいか，レボブピバカインはロピバカインや他の局所麻酔薬とどのように異なるのかについてまとめた。

　本書は基礎編と臨床編に分かれている。基礎編第1章では，臨床薬理学的な見地からレボブピバカインをどのように応用すべきであるかということを示した。読者の便宜を図るため，段落ごとにキーワードを付け加えた。章の初めから読んでいただいても，興味のあるところをピックアップしてじっくりと読んでいただいてもよい。第2章では，レボブピバカインが末梢神経に対して，電気生理学的にどのように作用するのか，その光学異性体とどう違うのかについて解説した。臨床編と合わせて読むと，いっそう理解が深まる。第3章では，中枢神経系に対する作用と胎盤通過性について，薬物動態を中心に解説した。

　臨床編第1章では，術中硬膜外麻酔におけるレボブピバカインの使用法を解説した。第2章では，術後硬膜外鎮痛法においてロピバカインとレボブピバカインを比較して得られた結果を示した。第3章では，伝達麻酔（腕神経叢ブロック）において超音波ガイド法によるレボブピバカインの応用の可能性を，伝達麻酔（下肢神経ブロック）では，レボブピバカインにより下肢手術でより充実した麻酔・鎮痛が得られる可能性を示した。第4章では，レボブピバカインの産科麻酔における臨床使用法，および将来に向けた可能性について解説した。

　本書では局所麻酔薬の生理学的・臨床薬理学的な作用を明らかにするとともに，臨床的に他の局所麻酔薬とどのように異なるのか，レボブピバカインをどのように使用するかについて，具体的に解説した。レボブピバカインについて理解が深まり，安全に適切にレボブピバカインが臨床応用されることを願っている。

2010年5月

浅田　章

目　次

基　礎　編

第1章　レボブピバカインの臨床薬理学
　　　　―ほかの局所麻酔薬との相違点は何か―
　　　　　　【Laurence E. Mather（訳：山田　徳洪，森　　隆，浅田　章）】3

　緒　言 …………………………………………………………………………… 3
　（1）局所麻酔薬を長時間作用させるには ………………………………… 4
　（2）レボブピバカインの薬理学入門 ……………………………………… 4
　（3）レボブピバカインおよびその他の局所麻酔薬の化学薬理学 ……… 7
　　　1　経　緯　7
　　　2　脂溶性が果たす役割　9
　　　3　立体異性の役割　11
　　　4　その他の物理化学的な性質　15
　（4）レボブピバカインおよびその他の局所麻酔薬の実験薬理学 ………16
　　　1　薬理学的なプロフィール　16
　　　2　毒性プロフィール　20
　　　3　薬物動態学的なプロフィール　30
　　　4　強さと臨床的なプロフィール　33
　結　論 ……………………………………………………………………………36

第2章　生理学の立場から光学異性体の
　　　　末梢神経（後根神経節細胞）への作用の違い
　　　　　　　　　　　　　　　　　　　【古江　秀昌，杉山　大介】51

　はじめに …………………………………………………………………………51
　（1）レボブピバカインの構造と光学異性体 ………………………………51
　（2）末梢神経（後根神経節細胞）における痛みや非侵害性情報の伝達 …53
　（3）末梢神経に対するレボブピバカインの伝導遮断能 …………………54

- (4) 後根神経節細胞を介した脊髄興奮性シナプス応答の分離遮断 …………… 57
- (5) 電位依存性Naチャネルの抑制機構 ……………………………………… 60
- (6) TTX感受性および非感受性電位依存性Naチャネルに対する
  レボブピバカインの抑制作用 …………………………………………… 61
- おわりに …………………………………………………………………………… 63

第3章　局所麻酔薬の中枢神経系に対する作用と胎盤通過性
【松浦　正, 森　隆, 浅田　章】65

- はじめに …………………………………………………………………………… 65
- (1) 局所麻酔薬の中枢神経系に対する作用 ……………………………………… 65
  - **1** 局所麻酔薬の中枢神経系への移行　65
  - **2** 中枢神経毒性　67
  - **3** 中枢神経毒性を修飾する因子　70
- (2) 局所麻酔薬の胎盤通過性 ……………………………………………………… 71
  - **1** 局所麻酔薬の母体から胎児への移行　71
  - **2** レボブピバカインについて　73
- おわりに …………………………………………………………………………… 75

臨 床 編

第1章　レボブピバカインによる術中硬膜外麻酔 I 【黒川　博己】81

- はじめに …………………………………………………………………………… 81
- (1) ロピバカインとの効力比 ……………………………………………………… 81
- (2) 硬膜外麻酔薬としてのレボブピバカイン …………………………………… 83
- (3) 実際の使用方法 ………………………………………………………………… 83
  - **1** 硬膜外多量単回投与(硬膜外単独麻酔時など)　84
  - **2** 少量繰り返し投与(全身麻酔併用や脊髄くも膜下麻酔併用)　88
- (4) 極量(推奨最大投与量)について …………………………………………… 93
- (5) 実際の使用例の提示 …………………………………………………………… 93
- まとめ ……………………………………………………………………………… 98

レボブピバカインによる術中硬膜外麻酔 II 【福島　祐二】103

はじめに ………………………………………………………………………… 103
(1) レボブピバカインによる硬膜外麻酔の特徴 ………………………… 103
 ❶　レボブピバカインの特徴　103
 ❷　レボブピバカインによる硬膜外麻酔の痛覚遮断　104
 ❸　レボブピバカインによる硬膜外麻酔の運動神経遮断　105
 ❹　レボブピバカインによる硬膜外麻酔の副作用　105
(2) レボブピバカインによる硬膜外麻酔の実際 ………………………… 105
 ❶　レボブピバカイン単独使用による硬膜外麻酔　105
 ❷　全身麻酔併用時のレボブピバカインによる術中硬膜外麻酔　108
(3) レボブピバカインによる術中硬膜外麻酔の今後 …………………… 111

第2章　レボブピバカインによる術後鎮痛法 I 【内田　寛昭】113

はじめに ………………………………………………………………………… 113
(1) 術後鎮痛に関する臨床報告 …………………………………………… 113
 ❶　ほかの長時間作用局所麻酔薬との比較　113
 ❷　麻薬添加の効用　114
 ❸　術後鎮痛でのレボブピバカインの最適な濃度について　115
(2) 開腹手術の術後鎮痛 …………………………………………………… 116
 ❶　上腹部　116
 ❷　下腹部　122
(3) 開胸手術の術後鎮痛 …………………………………………………… 122
おわりに ………………………………………………………………………… 123

レボブピバカインによる術後鎮痛法 II 【中塚　秀輝, 前島　亨一郎】126

はじめに ………………………………………………………………………… 126
(1) わが国での治験結果より ……………………………………………… 126
 ❶　投与量(濃度)　126
 ❷　ロピバカインとの力価の比較　128
(2) 海外での報告より ……………………………………………………… 129
 ❶　投与量(濃度)　129
 ❷　ロピバカインとの力価の比較　133

(3) われわれの硬膜外投与法 …………………………………………… 133
　おわりに …………………………………………………………………… 135

第3章　伝達麻酔Ⅰ　腕神経叢ブロック　　【山本　健, 坪川　恒久】137

　はじめに …………………………………………………………………… 137
　(1) レボブピバカインによる腕神経叢ブロックの利点 ………………… 137
　(2) レボブピバカインによる長時間の腕神経叢ブロックは,
　　　日帰り手術の麻酔法として欠点にならないか …………………… 138
　(3) レボブピバカインとロピバカインの効果比較 ………………………… 139
　　　❶　斜角筋間法　　139
　　　❷　鎖骨下法　　140
　　　❸　腋窩法(動脈周囲法)　　141
　　　❹　腋窩法(動脈貫通法)　　142
　(4) レボブピバカインによる腕神経叢ブロックの薬物動態 …………… 143
　まとめ ……………………………………………………………………… 143

伝達麻酔Ⅱ　下肢神経ブロック　　　　　　【中本　達夫】145

　はじめに …………………………………………………………………… 145
　(1) 下肢神経ブロックにおけるレボブピバカインの利点 ……………… 145
　(2) レボブピバカインの使用法 …………………………………………… 146
　　　❶　大腿神経ブロック　　146
　　　❷　坐骨神経ブロック(傍仙骨アプローチ)　　147
　　　❸　坐骨神経ブロック(殿下部アプローチ)　　148
　　　❹　坐骨神経ブロック(膝窩アプローチ)　　150
　　　❺　持続法(術後鎮痛・ペインクリニック)　　151
　(3) 下肢手術に用いる各種下肢神経ブロックの組合せと
　　　レボブピバカインの使用量 ………………………………………… 153
　おわりに …………………………………………………………………… 154

第4章　レボブピバカインの産科麻酔への応用　　【奥富　俊之】157

　はじめに …………………………………………………………………… 157
　(1) 無痛分娩におけるレボブピバカイン ………………………………… 157

- **1** 硬膜外鎮痛　158
- **2** 脊髄くも膜下硬膜外併用鎮痛(combined spinal-epidural analgesia：CSEA)法　160
- **3** 自己調節硬膜外鎮痛(patient-controlled epidural analgesia：PCEA)法　160
- **4** 薬物の安全性　162
- **5** 無痛分娩における経済的検討　163

(2) 帝王切開におけるレボブピバカイン ……………………………………… 164
- **1** 脊髄くも膜下麻酔　164
- **2** 硬膜外麻酔　166
- **3** その他　169

むすび ……………………………………………………………………………… 169

索　引 ……………………………………………………………………………… 173

基礎編

第1章 レボブピバカインの臨床薬理学
―ほかの局所麻酔薬との相違点は何か―

緒言

　手術や痛みを伴う手技を実施する際に，意識があって，協力が得られる患者を痛みから解放することは有史以来の目標である。コカイン*が局所麻酔薬の作用を有することが1世紀以上も前に発見され，さらに神経解剖学や神経生理学の知識が発展し，初めて，区域麻酔法に基づいた信頼できる手技が施行されて，患者に恩恵がもたらされた。本章では，診療に導入された最新の局所麻酔薬であるレボブピバカイン*の化学的，実験的な薬理学の概要を述べる[注1]。レボブピバカインは，これより10年前に臨床使用されるようになったロピバカインと同様，"長時間作用性"で"単一のエナンチオマー"の局所麻酔薬に分類される〔プロカインやリドカイン（リグノカイン）という"短時間作用型"および"キラリティーのない"局所麻酔薬と比較して〕。これらの両薬物は，おびただしい件数の研究論文ならびに多種多様のレビューで主題となっている［以下を参照，Mather & Chang, 2001；McLeod & Burke, 2001；Wang, Dangler & Greengrass, 2001；Casati & Putzu, 2005；Simpson et al., 2005；Burlacu & Buggy, 2008；Zink & Graf, 2008］。レボブピバカインについて個々の分野の薬理学と臨床応用については，ほかの著者に譲る。

COMMENT

コカインの臨床応用

ロピバカインとレボブピバカインの臨床応用

　注1：ブピバカインは，ラセミ薬物の一般名である。レボブピバカインは，$S(-)$-ブピバカインの一般名であり，そのエナンチオマーはデクスブピバカインまたは$R(+)$-ブピバカインである。ロピバカインは，プロピバカインの$S(-)$-エナンチオマーの一般名であり，そのエナンチオマーは，$R(+)$-プロピバカインであるが，R-ロピバカインと呼ばれることもある。個々のエナンチオマーは，関連性がある場合に"エナンチオピュア"と呼ばれている。旋光度のサインに薬理学的意義はないため，通常省略する。このような関連性のある化学用語については，本章で詳細に定義する。

　訳者より：原文を翻訳する際に，読者の便宜を図るため，訳者の判断で欄外に新たにキーワードを記載した。引用文献の記載方法は，著者の方法に従った。

(1) 局所麻酔薬を長時間作用させるには

作用時間を長くするには，繰り返し投与するか，カテーテル法*により持続的に投与することが最も単純な方法である。この方法は通常，臨床で行われているが，持続時間の短い局所麻酔薬では繰り返し投与によるタキフィラキシーの問題がある。作用時間を延長するために最もよく行われる薬理学的な方法は局所麻酔薬溶液に血管収縮薬を添加して，投与部位から薬物が消失することを遅くする（薬物クリアランスを減少させる）ことである。この方法は100年以上にわたって用いられており，麻酔科医はその利点と欠点を熟知している。種々の薬理学的な方法*が考案されて，局所麻酔薬は緩やかに放出されるような製剤となり，神経組織での滞在時間を延長できる。従来の方法は，油性または粘性の製剤へ局所麻酔薬を混合させるが，新規の方法は，生体内分解性ポリマーとの混合，リポソーム内カプセル封入，またはシクロデキストリンとの錯体形成を基本としている。レボブピバカインおよびロピバカインは，比較的容易な化学的手法*で製造される。つまり，標準的な短時間作用性の局所麻酔薬からより脂溶性の高い薬物に合成する。そして，ほかの方法をさらに駆使して，作用時間を延長させる。

COMMENT

カテーテル法で持続投与

薬理学的な方法（血管収縮薬の添加）

化学的手法

(2) レボブピバカインの薬理学入門

レボブピバカインとロピバカイン*の双方とも，前世代の"標準的"な長時間作用性局所麻酔薬であるブピバカインよりも安全な代替薬物として導入された。ロピバカインは1980年代にスウェーデンのAB Astra社により開発され，レボブピバカインは1990年代に英国のChiroscience PLC社により開発された。レボブピバカイン，ロピバカイン，ブピバカインの基本的な相違点は図1，2に示されている。化学的にレボブピバカインは(S)-1-ブチル-N-(2, 6-ジメチルフェニル)ピペリジン-2-カルボキシアミド塩酸塩（IUPAC名）である。すなわち，リドカインに関連する2,6-キシリダイドであり，ラセミ体のブピバカイン[注2]を構成する等しい2つの鏡像立体異性体の一つで

ロピバカインは1980年代に，レボブピバカインは1990年代に開発された

注2：通常，これらさまざまな剤形は，水溶性とするために塩酸（HCl）塩として用いられている。

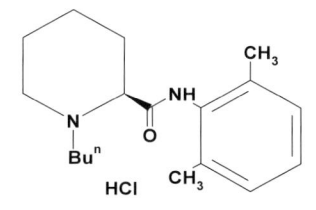

図1 レボブピバカインの化学構造

レボブピバカインは N-n-ブチル置換を有し，ロピバカインは N-n-プロピル置換を有している。ピペリジン環キラル中心の立体化学は，紙面から手前に出る C-C 結合により描写する。そのエナンチオマーは，紙面奥に入る結合により描写する。

図2 ロピバカイン，ブピバカイン，レボブピバカインの重要な化学的-物理化学的相違点

大半の薬理学的作用には脂溶性が関連するが，エナンチオ選択性が関連するものもわずかながらある。Enantioselectivity：エナンチオ選択性，Lipophilicity：脂溶性

ある[参考1]。レボブピバカインはロピバカインの N-n-ブチル同族体であり，一つのメチレン単位が相対的に大きいため，脂溶性が若干高い。薬理学的にレボブピバカインでは，大半の生体試料分析ではロピバカインよりもわずかに強力な神経遮断*が示されており（脂溶性が相対的に高いため），一部の生体試料分析からブピバカインよりもわずかに効力が低いと示されているが（S-エナンチオマー純度が高いため），その他の生体試料分析または臨床試験法では両者の差ははっきりしない。

　局所麻酔を安全に，しかも成功させるには，その効果を局所にとどまらせることが必要である。しかし神経遮断*という生理学的な効果とは別に，細胞よりも微細なレベルから，細胞レベル，そして臓器・全身レベルにおいて，すべての局所麻酔薬が種々の直接・間接的な薬理学的な作用を発揮することはよく知られている。このような作用の大半は望ましくないものであり，毒性と考えられる。患者自身には気づかれないことが多く，わずかな用量を用いたときは特にそうである。これらの副作用は投与部位から大量の局所麻酔薬が急速に吸収されると臨床的に顕著になる。また，局所麻酔薬が神経遮断の目的で投与されたにもかかわらず，血管内に投与*されたときに副作用は強く出現し，時には致死的となることもある。なぜなら，局所麻酔

COMMENT

神経遮断の強さ

神経遮断作用とその他の作用（一部は毒性作用）

血管内誤注入

参考 1：化学物質における異性体：定義

- 異性体とは，同一種の原子を同数含有するが，原子の配置が異なる分子である。
- 構造異性体は，異なる位置に配置する原子の同じセットを有し，化学的に異なる物質を生み出す。例えば，n-プロパノールとイソ-プロパノール，エンフルランとイソフルランなどである。構造異性体は化学的に異なる分子であるため，異なる名称が付けられている。薬物の場合は，薬理学的特性が異なるものもあれば，薬理学的特性が同一で効力が異なるものもある。
- 立体異性体は，同じ基に構成されるまったく同じ原子のセットを有しているが，空間的に配置が異なる。立体異性には，2つの主要形態がある。(a) 幾何異性体は，基が自由に回転することができない堅固な平面結合が原因で生じる。得られた異性体は，シス異性体およびトランス異性体と以前に呼ばれていたものであり，それぞれ堅固な結合のいずれかの側に同じ基または異なる基を有している。これらの異性体は化学的に異なっており，現在 Z-異性体および E-異性体と呼ばれている（語源はドイツ語の zusammen（ともに），entgegen（反対））。薬物の場合，幾何異性体は異なる薬理学的特性を有すると考えられる。(b) キラリティー（ギリシャ語で手を意味する）または光学異性は立体異性のより一般的な形態であり，対称面がない分子から生じる。アキラルは，キラリティーがないという意味である。(i) エナンチオマー（または鏡像異性体）は，物理学的特性と化学的特性は同一であるが，相互に鏡像関係を有するため，破壊や再構成をしないでどのように結合を回転しても重複不能な光学異性体である。薬物の多くは，ラセミ体（またはラセミ混合物）と呼ばれる等量のエナンチオマーとして製造・使用される。麻酔薬および鎮痛薬から，一般的な例としてハロタン，エンフルラン，イソフルラン，チオペントン，ペントバルビトン，メピバカイン，ブピバカイン，メタドン，イブプロフェン，ケトロラック，ケトプロフェンが挙げられる。非ラセミ混合物は，エナンチオマーの同等でない混合物から構成されており，臨床では用いられない。薬物動態の過程におけるエナンチオ選択性が存在すると，用いられたラセミ混合物が体内で非ラセミ混合物となる。(ii) ジアステレオマー（またはジアステレオ異性体）は，鏡像としての関連性のない光学異性体である。ジアステレオマーは，1つ（またはそれ以上）のキラル中心で同一の配置を有しており，1つ（またはそれ以上）のほかのキラル中心で異なる配置を有している。これらは，一般的に1つのキラル分子と別のキラル分子との化学反応によって生じる。異性体数は 2^n で導かれる。ここで n は，キラル中心数を表す。一般的な例は，エフェドリンおよびシュードエフェドリンにみられ，これら自身はエナンチオマー対として存在する。

薬の血漿濃度はまさに注入直後に最高になり，毒性の発現する可能性は注入後，数秒から数分で最大となる。このような状況では，固有の毒性が低い局所麻酔薬であれば，患者に問題が生じないことが通常である。しかし，さまざまな局所麻酔薬の最も重要な薬理学的相違点は，分離細胞または臓器系を用いて作用を調べられた。または in vivo で意図的に中毒量を投与して調べられた前臨床試験や実験的試験のみから明確になるものと思われる。基本的にすべての実験的薬理試験から，レボブピバカインとロピバカインの双方とも，ブピバカインと比較すれば等効力を示す用量では，重篤な毒性を引き起こす可能性は低いと示唆されており，このような薬理学的考察は，麻酔科医*が局所麻酔薬を選択するうえで重要と考えられる。

COMMENT

麻酔科医による局所麻酔薬の選択

(3) レボブピバカインおよびその他の局所麻酔薬の化学薬理学

1 経 緯

ロピバカインとレボブピバカインは臨床的に最近になって導入されたとはいえ，どちらも厳密には新薬*というわけではない。従来の局所麻酔薬の大半は，脂溶性基（芳香環），イオン化アミノ基（共役酸を形成する注3）および2つの部分を連結するエステル鎖またはアミド鎖を有している。芳香環，もしくはアミノ基をアルキル置換あるいはアリル置換すると，脂溶性が高くなり，通常，相対的に効力が増し，作用時間は延長する。レボブピバカインおよびロピバカインは，強力な N-アルキル置換により，同種であるメピバカインよりも高い効力および長い作用持続時間をもたらすことから，脂質に富む神経周囲組織で期待どおりに長い滞留時間が得られる一方，固有の局所毒性と全身毒性も相対的に多く生じる。

1950年代まで，大半の局所麻酔薬は，コカインにみられるようにエステル結合*を有していた（"アミノエステル-カイン"）[Lloyd, 1955]。これ以降は，大半のエステル-カインが臨床

ロピバカインとレボブピバカインはどちらも厳密には新薬というわけではない

エステル型からアミド型へ

注3：注入用溶液の作製を目的として水溶性とするためには，共役酸（またはプロトン化型あるいはイオン化型）の形成が必要とされる。これは，局所麻酔活性には必要とされない。通常では，塩基型を塩酸で共役するが，ほかの酸を用いることもある。親油性が低い局所麻酔薬でも，塩基型は水難溶性であるが，局所用製剤として処方されることはある。

で使用されなくなり，新薬では，特に溶液中の加熱滅菌の際に化学分解が生じることを回避するため，エステル結合に代わって化学的に一層強固なアミド結合が用いられるようになった(アミノアミド-カイン)．その一例がリドカインである．エステル結合およびアミド結合は等配電子であるため(すなわち，同様の空間的特性を有している)，局所麻酔薬として同等の薬効を発揮する．この時代には局所麻酔薬*に対する生物学的"標的"に関する情報がほとんど得られていなかった．局所麻酔薬が膜上の，それとも生化学的にもしかすると細胞呼吸に対して作用するのか，特異的受容体に作用するのか，非特異的に作用するのかについては明らかではなかった．同時期にはまた受容体理論が展開されつつあり，一般的に"受容体"の形態学は，局所麻酔薬を含め，同族列や化学ファミリーに属する化合物の受容体親和性および有効性の測定を用いた構造-活性相関から主に提示されていた[Büchi & Perlia, 1971]．

1970年代になると，局所麻酔薬が神経細胞膜の機能を可逆的に遮断し，脱分極を阻害し，神経伝達を遮断する(膜安定化作用*)ことが知られるようになった．しかし，作用機序は解明されなかった[Löfström, 1970 ; Strichartz & Ritchie, 1987]．局所麻酔薬が作用を発揮するうえで特異的受容体効果(イオンチャネル上)と非特異的効果(膜膨張)のどちらが優位であるのかは不明であった．このように不明な点があった原因として，膜自体の構造が解明されていなかったことが挙げられる．さらに，局所麻酔薬による全身毒性に関する研究は限定されたものであった．主として全体的作用の観察および中枢神経系(CNS)毒性(痙攣)および/または死亡(心肺機能不全)に関する用量-反応関係の検討に限定されていた．1970年代には電気生理学的手法が用いられるようになり，局所麻酔薬が神経遮断，ならびにその副作用をもたらす作用機序の最終的な解明に役立った．しかし，1970年代後半までに，臨床的エビデンスから，蘇生困難を伴う心室性不整脈などの心毒性*をブピバカインが引き起こす可能性が，異常に高いのではないかと示唆されることとなった[Albright, 1979]．麻酔科学的な手技はその後，進歩したが，局所麻酔薬そのものの安全域が最も重要と考えられたため，ブピバカインに代わる新薬が求められた．このことが，新しい研究手段によりブピバカインとの比較試験の推進力となった．

COMMENT

この時期には作用機序は分からなかった

膜安定化作用

心毒性

2 脂溶性が果たす役割

一般的に，同類の薬物では脂溶性*が高いほど効力が高い。局所麻酔薬の"効力"は，麻酔効果および毒性という2つの面から広く検討されている。その理由は，用いるべき投与量とともに有害な副作用の可能性を判定することになるからである。

1957年に局所麻酔薬の候補*として，35種類の複素環ラセミ N-アルキルピロリジン系および N-アルキルピペリジン系カルボン酸アミドが化学合成されて，基本的な薬理作用が一部，判明した[af Ekenstam, Egnér & Pettersson, 1957]。これらの化合物では，芳香族基，イオン化アミノ基，またはその双方のさまざまなアルキル置換を介して脂溶性が変化した。著者らは，"複素環炭化水素鎖を延長することにより[この結果として，脂溶性と疎水性の双方が上昇する]，毒性と同時に作用が増強していく"と報告している。しかし，薬理学的結果から，N-メチルピペリジン同族体(メピバカイン)のみが臨床適用されることとなった。メピバカインは神経遮断作用が良く，組織毒性も低く，マウスにおける LD_{50} に示されるように，組織毒性が低く，比較的全身毒性も低いという組合せの点で最も望ましかったからである。さらに脂溶性が高い同族体である N-n-プロピル(propivacaine)および N-n-ブチル(ブピバカイン*)は，毒性がより強いため当初除外された[af Ekenstam, 1966]。1960年代には数多くの臨床試験が実施され，ブピバカインの投与量をリドカインまたはメピバカインと同等の毒性となるよう調整すれば，有意に長時間の神経遮断が可能になると示唆されたため，1960年代後半にはブピバカインが広く受け入れられるようになった。しかし，ブピバカインの前臨床試験は，ロピバカインおよびレボブピバカインに関する最近の試験ほど高度には行われなかった。事実，ブピバカインの包括的な薬理学的特性が明らかになったのは，これらの新薬がブピバカインの代替薬として試験を実施されてからである。

薬物の脂溶性は，水溶液/有機溶媒系で測定する平衡分配係数*として表すことが通常であり[注4]，典型的には n-オクタノー

COMMENT

脂溶性と効力

メピバカインの臨床応用

ブピバカインの臨床応用

平衡分配係数と分配係数

注4：分配係数は，各相間の(統合)非イオン化およびイオン化(荷電，共役酸)薬物濃度の分布を表す。

ルおよび pH 7.4 の緩衝液が用いられ[Strichartz, et al., 1990；Grouls, et al., 1997など]，得られた数値は，局所麻酔薬の in vivo での相対的分布特性が極めて良好に反映している．また，分配係数[注5]が用いられる場合もあり，異なる実験条件では，これらの係数値が異なるのは予測どおりであるが，ある実験系での一連の化合物の順序値は通常一定であるため，同系の薬物間で比較することが最善の使用法である．

脂肪製剤*の点滴静注により，局所麻酔薬の心毒性を治療できることに関して，レボブピバカインとブピバカインでは，希釈された静注用脂肪製剤と水溶液の間の in vitro での分布係数はあまり変わらないが，両者ともロピバカインよりも係数は大きいことが判明した[Mazoit, et al., 2009]．すなわち，局所麻酔薬の脂溶性*は予測どおり極めて重要であった．同様に，多くのアミド型局所麻酔薬の n-ヘプタン/緩衝液分配係数と，ラット坐骨神経およびヒトの硬膜外や皮下脂肪内での in vitro の分布との良好な順序相関性が認められた[Rosenberg, Kytta & Alila, 1986]．局所麻酔薬の固有の効力は，神経線維内溶解度または脂溶性に伴って上昇する[Langerman, Basinath & Grant, 1994]．しかし，脂溶性はある臨界値に到達して，その後は局所麻酔薬の効力は固有の全身毒性とともに低下し，"釣鐘型"曲線を呈する．ブピバカインはそのピーク付近に位置している[af Ekenstam, 1966；Åberg, Dhuner & Sydnes, 1977]．

in vitro の分配係数との間には局所麻酔薬の効力の減少は脂質膜への通過が良好な結果起こるもので，神経遮断を起こす軸索原形質や致死的効果を引き起こす重要器官への分布は不十分となる(図3)．とはいえ，局所組織毒性(細胞漏出)は脂溶性の上昇に伴って継続的に上昇し，局所毒性の域値刺激濃度となるポイントも明らかにすることが必要である[Luduena, 1969；Åberg, Dhuner & Sydnes, 1977]．

ごく最近の研究では，局所麻酔薬のメピバカイン族におけるウサギ脊髄膜での透過性は，二相性の様式で脂溶性*と関連しており，N-C2薬物の透過性が最大であることが判明している(Clément, et al., 2004)．膜の極性領域への薬物侵入は脂溶性に

COMMENT

脂肪製剤による治療と蘇生

脂溶性と効力は「ベル形」曲線に従う

脂溶性と親水性のバランス

注5：これは，薬物の非イオン化(中性，塩基性)型の濃度の平衡分布比を示しており，対数値(log-P)で表すこともある．

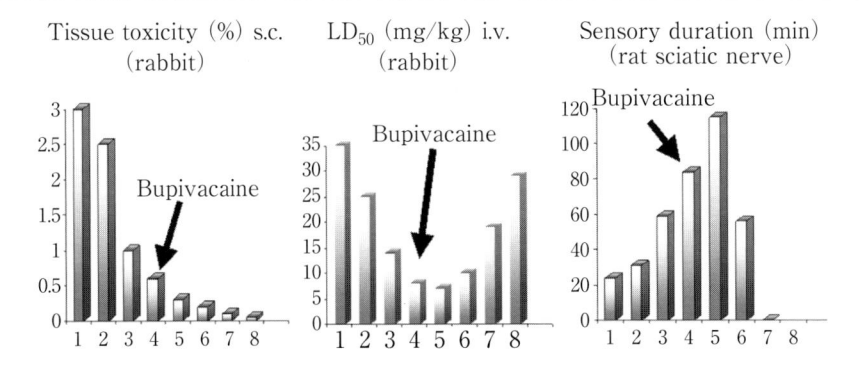

| Tissue toxicity (%) s.c. (rabbit) | LD$_{50}$ (mg/kg) i.v. (rabbit) | Sensory duration (min) (rat sciatic nerve) |

N-alkyl piperidine carbon atoms (incr. Lipophilicity)

図3 局所麻酔薬の毒性および神経遮断時間と N-n-アルキル炭素鎖長の関係

(ラセミ体)局所麻酔薬のメピバカイン族で、N-n-アルキル炭素鎖(N-alkyl piperidine carbon atoms)が増加したときに生じる組織毒性(tissue toxicity)と全身毒性(LD$_{50}$)、ならびに神経遮断時間(sensory duration)に対する作用を示している[Åberg, et al., 1977 より引用]。メピバカインは N-C1、propivacaine(ラセミ体ロピバカイン)は N-n-C3 であり、ブピバカインは(N-n-C4)である。

よって制御され、非極性領域への移行は親水性によって制御される。これらの特性が逆に関係していれば、硬膜外からくも膜下腔内に移行する全過程を制限することが可能になるため、中等度の脂溶性を有する薬物が、両バリアをより良好に通過して拡散することができると考えられる。しかし、脊髄膜から脳脊髄液(cspi)への局所麻酔薬の *vivo* での吸収率は、脂溶性の上昇に伴って低下する。驚くことに、ウサギでは髄膜からくも膜下腔への移行率＊が脂溶性の上昇に伴って低下したが、くも膜下腔での全体的な利用率は上昇した。この説明として、薬物の脂溶性上昇に伴い、硬膜外脂肪内への薬物分布が CSF および血液中へのクリアランスと比較して上昇したことが考えられる。相対的に局所クリアランスが低く、硬膜外腔での滞留時間が長い脂溶性薬物は、CSF での利用率が高い。ある程度までは、脂溶性によって受容体の疎水性成分との相互作用が促進および延長するため、麻酔薬の効力が高まるとともに作用持続時間が延長する[Åberg, Dhuner & Sydnes, 1977；Clément, et al., 2004]。

COMMENT

移行率

3 立体異性の役割

局所麻酔薬における立体異性(または"光学活性"**参考1、2**)

参考2：化学および薬理学におけるキラリティー：用語および適用

○ 命名法のシステム
- 平面偏光の旋光度(1848)：[a]は回転度を表す。物質は，右まわりの回転であれば右旋性：(+)d および左まわりの回転であれば左旋性：(−)l として指定される。参照波長は，通常25℃のNaスペクトルのD-ラインである。
- Fischer法(1919)：被験物質の相対的回転を基準物質の相対的回転と比較し，"D"回転と命名した場合はD-グリセルアルデヒドの場合と同じであり，逆であれば"L"と命名される。アミノ酸および糖類には，今なお広く用いられている。
- Cahn-Ingold-Prelog法(1966)：観察者から離れた最小の原子または基をもつキラル中心周辺に存在する置換基のサイズの物理的配置について調査する。分子サイズの増加が右まわりの場合は R-(rectus)，左まわりの場合は S-(sinister) と命名される。絶対配置である点が好まれる。

○ ブピバカインのエナンチオマーに対する適用例[Friberger P, Åberg G. Acta Pharmaceutica Suecica 1971；8：361-4 より引用]
- D-ブピバカイン＝デキストロブピバカインまたは"デクスブピバカイン"＝[a]$_{25D}$ ＝+12.7°
- 50：50＝ラセミ体またはラセミ混合物＝RS-, DL-, dl-, (±)-, rac-ブピバカイン＝[a]$_{25D}$＝0°
- L-ブピバカイン＝"レボブピバカイン"＝[a]$_{25D}$＝−12.0°
- 2種類のエナンチオマーで逆回転のわずかな差がみられることがあり(上述のとおり)，反対側のエナンチオマーに少量の不純物が含まれているために生じる。

○ 密接に関連する物質間で光学的命名と絶対命名が異なるものもある。例えば，D(+)-ブピバカインおよびL(−)-ブピバカインは，それぞれ R(+)-および S(−)-ブピバカインと指定されており，D(−)-メピバカインおよびL(+)-メピバカインは，それぞれ R(−)-および S(+)-メピバカインと指定されている。旋光度の配置順序は，(−)-S-ブピバカインのように逆に表示されることがある。旋光度が重要でない場合は，S-ブピバカインのように省略されることが多い。

○ 現代の薬物のうち約25%は，ラセミ体として製造・使用されている。リドカインはキラルでないために，立体異性体を有していない。

○ ある物質の旋光度方向は溶媒に左右されることがあり，この場合に薬理学的意義はない。

○ 残念ながら，回転のサインのみが分子の配置を示唆するように報告し，分子に対する受容体の情報を示唆している著者が多い。局所麻酔薬については，混合システムが今なお用いられている。残念ながら，良好な情報が得られない場合，このようにすることが多い。

第1章　レボブピバカインの臨床薬理学　13

については，コカインおよびその同種を用いた初期の実験以来，認識されている。1957年の論文では，メピバカイン*の2種類のエナンチオマーが個々に調査されており，著者らは，"マウスの膨疹試験およびLD$_{50}$測定において統計的な差を確立することはできなかった…"と報告している [af Ekenstam, Egnér & Pettersson, 1957]。メピバカインとブピバカインはこのようにして，ラセミ体として用いられるようになった。残念ながら現在では，立体異性の薬理学的に重要な結論を導く際に，対象とする薬物の選択を間違ったことが分かっている。一方，その後の一連の研究ではメピバカインに関する結論が確認され，ブピバカインのエナンチオマー間で毒性の有意差も立証されたことから，レボブピバカインおよびロピバカインを開発するための基礎が形成された。

　通常，コカイン*のように自然界に存在するキラル薬物は，立体特異的な酵素反応を介して合成されることから(一方の)エナンチオマー純度が高いが，大半の合成キラル薬物は，不斉中心の立体化学を導入または保持するために特別な手段を用いないかぎり，ブピバカインやメピバカインなどのようにラセミ体である。(一方の)エナンチオマー純度が高い物質は，研究室で従来用いられている分割プロセスにより，混合物から分離することができる。キラル分子の合成と分割は，双方ともレボブピバカイン作成，製造に用いられており [Adger, Dyer & Hutton, 1996]，最終的には，企業*規模での製造が業務上決定されて機密扱いとなる。研究室で従来用いられている分割手法の場合，物質のジアステレオ異性体対をキラル分割剤との併用により作製する。次に，分別晶出を介してジアステレオ異性体対の一つを選択的に除去し，対の他方は溶液中に残しておく。これは，結晶形態での希望するエナンチオマー物質の許容できる鏡像異性体過剰率を得るために十分な時間をかけて実施し，その後に分割剤を除去する。希望するエナンチオマーに富んだ物質またはエンンチオマーピュアな物質がさらに加工される。例えばレボブピバカインは，(D)-(−)酒石酸を含有するイソプロパノールで処理し，(R)-ブピバカイン-(−)-酒石酸塩および(S)-ブピバカイン-(−)-酒石酸塩の等モル混合物を含有するジアステレオマー酒石酸塩の混合物を形成させ，(S)-ブピバカイン-(−)-酒石酸塩を優先的に結晶化させることにより，ラセミ体

COMMENT

当初，メピバカインとブピバカインはラセミ体で登場した

コカインはエナンチオピュアである

企業におけるキラル薬物の合成

ブピバカイン塩基から生産することができる。工業規模での製造でも，除去されたエナンチオマーを経済的に再利用する方法として，ラセミ化反応を使用することが必要となろう[Langston, et al., 2000]。

　アキラル(キラルでない)環境下，例えば，注射用溶液内では，キラリティーがそれほど重要でない。しかし，キラリティーは自然界に広く存在するので(例えば，アミノ酸*，炭水化物，立体特異的な酵素など)，薬物の立体化学は容易に認識される。したがって，エナンチオマーが有する薬理作用および薬物動態特性は同等のこともあれば異なることもある。大半のキラル薬物族には，ある種のエナンチオマー優先性(エナンチオ選択性)ならびに脂溶性に基づく構造的配向が示されている。したがって，さまざまな生物学的"モデル"から，薬理学的相違点が示されていることも驚くには値しない。この場合，S-ブピバカイン(レボブピバカイン)は，単独でも(ラセミ体)ブピバカイン中に含有されているときのいずれの場合でも，そのエナンチオマーであるR-ブピバカイン(デクスブピバカイン)をしのぐ安全域で優位であることが見出されている(**参考2**)。しかし，S-propivacaine*(現在ではロピバカインと呼ばれている)にR-および(ラセミ体)propivacaineをしのぐような大きな安全域が示されるかどうかを判定できるだけのデータは公開されていない。

　歴史的に，数種類の実験的局所麻酔薬の立体異性体に関して，摘出した両生類の神経を用いて重要な電位固定実験が実施されており，神経伝導作用におけるエナンチオ選択性*が示されたものの，神経への取り込みはエナンチオ選択性ではなかった[Åkerman, 1973]。ブピバカインに関する最近のデータから，さまざまな神経伝導モデルにおいて軽微なエナンチオ選択性が確認されている[Lee-Son, et al., 1992；Nau, et al., 1999；Kanai, Katsuki & Takasaki, 2000；Vladimirov, et al., 2000など]。局所麻酔薬のエナンチオ選択性は薬理学的に重要なその他の領域にも生じており，血管作用，代謝および組織内への取り込みでは特に顕著である。

　研究室でエナンチオマーを分離する場合は，あるエナンチオマーに対してほかよりも高い親和性を発揮する固定相を用いた，クロマトグラフ法*で容易に実施することができる。ブピ

COMMENT

キラリティーは自然界に広く存在する(例えば，アミノ酸)

S-propivacaine(現在のロピバカイン)

エナンチオ選択性

クロマトグラフ法と$α_1$-酸性糖タンパク質

バカイン(およびその他多くの)エナンチオマー対は，固定化 α_1-酸性糖タンパク質[Gu, Fryirs & Mather, 1998 など]またはシクロデキストリン[Papini, et al., 2004 など]を含有する高速液体クロマトグラフィーのカラムを用いて分離することができる。分離したブピバカインを用いて，摘出したヒト硬膜を用いた試験において R- および S-ブピバカインの固有の膜透過性に差は認められていないが[Bernards, Ulma & Kopacz, 2000；Grouls, et al., 2001]，膜の特定のポイントにエナンチオ選択性が存在することに変わりはない[Mizogami, et al., 2008]。致死量のブピバカインを投与後，ヒツジの心臓および脳などの多くの組織では，R-ブピバカインの組織：血漿分配係数＊が S-ブピバカインの係数を平均約 20％上回っており[Rutten, et al., 1993]，R-ブピバカインの平均全身および肝クリアランスは，概して S-ブピバカインの同クリアランスを上回っている[Rutten, Mather & McLean, 1991；Mather, Rutten & Plummer, 1994；Burm, et al., 1994]。重要な点として，ロピバカインとレボブピバカインのいずれにもラセミ化の傾向，すなわち保存中の化学的または代謝中の酵素的な，エナンチオマーの相互転換は認められていない[Mather, 1991；Arvidsson, Bruce & Halldin, 1995]。興味深いことに，エナンチオ選択性は局所麻酔薬が有する抗菌作用＊の要因とも考えられている。ブピバカインは臨床濃度で顕著な活性を発揮する一方，レボブピバカインとロピバカインの双方とも同一生物に対する活性は，ほとんど無視できる程度である[Hodson, Gajraj & Scott, 1999；Coghlan, et al., 2009]。このような活性に関連する生化学的特性は極めて複雑と考えられている[Welters, et al., 2001]。

COMMENT

分配係数とクリアランス

抗菌作用

4 その他の物理化学的な性質

局所麻酔薬の水溶解度は脂溶性に反比例し，イオン化の程度，すなわち，アミノ基のイオン化定数(pK_a)に正比例する[注6]。水溶性，表面活性，タンパク質との結合親和性ならびに薬理学的効力など，その他の二次的物理化学的特性の大半は，脂溶性とイオン化の程度から導かれる。まれに例外はあるが，多くの新しい局所麻酔薬の pK_a 値は 7.7 から 8.1 である。局所麻酔薬は

注6：負の対数で表す共役酸の解離定数(K_a)。pK_a は麻酔薬の半数が酸性(または共役酸)，残る半数が塩基性(非荷電)の形態であるときの pH と数値上に等しい。

主として共役酸（イオン化または陽イオン）溶液として存在する。環境中 pH の変化や神経遮断能力が関与する研究により，局所麻酔薬のイオン化の程度が効力を決定する一つの因子であることが分かった。しかし，レボブピバカイン，デクスブピバカイン，ロピバカインの pK_a 値*はすべて約 8.1 である［Friberger & Åberg, 1971；Strichartz, et al., 1990］。これらの局所麻酔薬の薬理学的な作用の違いはイオン化の差から生じるとはいえない。

COMMENT

pK_a 値は 8.1 である（訳者注：報告により，0.1 程度の差がある）

（4）レボブピバカインおよびその他の局所麻酔薬の実験薬理学

1 薬理学的なプロフィール

言葉の意味からすると，局所麻酔薬は局所に投与されて，局所で作用する。局所麻酔薬は，神経細胞膜における電位依存性 Na^+ チャネル*を電圧および刺激頻度依存性に複合的に阻害することにより作用する。チャネルに対する親和性は，開放型または不活性型の方が静止型と比較して高い［Strichartz & Ritchie, 1987］。局所麻酔薬がさらに体内に分布すると，ほかの興奮性組織にある Na^+，K^+，Ca^{2+} チャネルに作用するに十分な濃度に到達する。そして，毒性を生じる可能性が出てくる。**参考 3** でみられる詳細な薬理学的なプロフィールは，その薬物が局所麻酔薬活性や過剰な毒性に対するスクリーニング検査を通過したのちに初めて進展する。しかし，いくつかのプロフィールは薬物が臨床使用され，しばらくしてから初めて得られることがある。ブピバカイン，レボブピバカインおよびロピバカインには化学的類似性があるため，それぞれの薬理学的プロフィールも同等であると考えられ，臨床試験*の多く（およびいくつかの薬理試験）では，これら薬物間の有意差が認められていない。この理由として，検定したエンドポイントに真の差がなかったか，または真の差があるエンドポイントをプロトコルで検定しなかったことが考えられる。あるいは，実験条件下で検定したエンドポイントの差が判明するほどの感度が試験方法になかったため，実際に差があったとしても，統計的検出力が不十分であり，その差が検出できなかったとも考えられる（統計的第 2 種の過誤）。検定したエンドポイントにある程度大きな変

Na^+ チャネルの阻害

薬理試験のデザインの在り方

参考3：局所麻酔薬において必要とされる前臨床および臨床薬理学的情報

- その他の関連化合物に関する化学的特性および関連する物理化学的特性→分配係数（partition coefficient），分布係数（distribution coefficient），pK_a など。
- 基礎薬理学―脂溶性およびエナンチオ選択性の関連する作用を含む→神経遮断に対して，優先的な受容体結合。
  - 分離した有鞘神経および脱鞘神経における局所麻酔薬の作用
  - 局所組織毒性スクリーニング
  - 全身毒性スクリーニング
  - 分離した血管標本における固有の血管作用性
- 用量（±容量）-反応関係±添加物（血管収縮薬など）→毒性は発現しないが，十分な神経遮断（頻度，広がり，密度，持続時間）が得られる最小量，あるいは濃度。
  - 異なる部位―中枢，末梢，局所などにおける神経遮断の頻度，有効性，持続時間
  - 感覚神経ブロック，自律神経ブロック，運動神経ブロックの特性
  - 神経遮断の生理学的作用に関連する何らかの全身毒性や局所毒性などを含むほかの全身作用
- さまざまなアプローチを用いた局所解剖学的な，および全身的な薬物動態。
  - 静脈内投与後および神経周囲投与後→化学的特性および物理化学的特性に関連する局所（拡散，局所組織取り込みおよびクリアランス）および全身（V_D，CL，K_{abs}）
  - 神経遮断の発生および持続時間との関連性
  - 血漿タンパクと血液結合の濃度依存性関連性
  - 局所血流，組織内薬物蓄積および組織：血漿分配係数などに関する生理学的側面
- 偶発的静脈内投与，速やかな吸収，反復投与または持続投与，明らかな過量投与などに伴う安全域。

動が生じた場合，および比較的小規模のサンプルサイズを用いた場合（試験の実施に高額を要するときや被験者の登録が困難なときに生じることがある）には，これが特に問題となる。通常は，帰無仮説を検討するように試験デザインが計画される。

　神経遮断のエンドポイントを用いて2種類の局所麻酔薬を比較する臨床試験*では，単回投与並行群間のデザインが通常用いられ，ほかの実験で示唆された推定効力差を適応させるためにあらかじめ選択した薬物濃度を使用する。さらに，通常，患者の健康にとって効果的となるよう，用量-反応関係の上限と

> COMMENT
>
> 臨床試験における投与量の設定

なる投与量が選択される。無効な患者の割合が高い投与量は，現在の倫理規範から容認されないことが多い。これにより，実験的に識別する検出力がさらに低下するため，帰無仮説を受け入れることが勧められる。このため，局所麻酔薬を比較する臨床試験では，"本試験では，今回の神経遮断に用いた薬物間の有意差が認められなかった。両薬物とも，有効かつ忍容性が良好であった"などと結論づけられることが多くなる。一方，大半のエンドポイントは脂溶性の差に対する感度が高く，エナンチオ選択性に対する感度はゼロのこともあれば高いこともある。

一般的に，ブピバカインの代替としてレボブピバカイン（またはロピバカイン）を選択するときに基礎となるのは，毒性リスク*を減らすことであり，薬物間の薬物動態の差が明らかとなる前に偶発的な静脈内注入が発生した後は，この点が特に重要となる。神経周囲に局所麻酔薬を注入すると，全身循環中に吸収されることは避けられず，そこから主に代謝を通じて消失するため，薬物動態に何らかの差がみられる可能性がある。局所麻酔薬の脂溶性，血管への作用，剤形は全身循環*への吸収と作用持続時間を総体として決定する因子になる。全身循環中の滞留時間は，並行して生じる吸収およびクリアランスの相対的な割合に応じて異なる。したがって，種々の投与法による局所麻酔薬の薬物動態を知ることは，麻酔科医が薬理作用や中毒作用の時間経過を理解し，予測するために役立つ。

すべての局所麻酔薬は毒性を生じる。これに対するプロフィールは一般的に定性的に似ている。しかし，その確率，毒性を生じる用量，投与法*（部位，投与速度など）に関しては定量的に異なる。例えば，すべての局所麻酔薬は心筋を抑制する（左室 dP/dt_{max} の減少で定量化される）。この作用は局所麻酔薬の効力に本質的に比例する［Covino, 1987；Feldman, 1994］。ヒトにおいて中毒の症状は段階的である。前駆的な中枢神経系症状*として，まず，ぼんやりした感じ，金属的な味がする，舌がしびれる，目がちかちかする，ふらつく，目がかすむ，などが起こり，その次に，耳鳴り，傾眠状態，浮動性めまいおよび筋肉の易刺激性，そして，痙攣，昏睡，無呼吸，呼吸停止，そして最終的に循環虚脱になる。初期の中枢神経系の症状，心筋抑制を伴うが，これはヒトでは気づかれることはなく，中枢神

COMMENT

毒性リスクを減らすには

全身循環への吸収

用量，投与法

多彩な中枢神経毒性（中毒）症状

経系の興奮作用が発現するときには拮抗されている。重篤な心血管系の効果*は刺激伝導系の抑制や心筋抑制により生じる。刺激伝導系のブロック，低血圧，徐脈，時には心室性不整脈，これには心室性頻拍，心室細動が含まれる。通常，中枢神経系の興奮作用，例えば痙攣が循環抑制に先立つ。しかし，心停止が中枢神経系の興奮作用という前触れなく，生じることもある。このような情報は，局所麻酔薬を実験目的でヒトに静脈内投与した歴史上の試験，ならびに動物実験からの外挿や臨床での偶発事故に関する解析から得られている[Mather, Copeland & Ladd, 2005]。しかし，ヒトを対象とした試験で，重大な毒性が生じるリスクのある高用量*を用いることが現在では容認されないため，最近の実験的試験では，自覚的毒性作用が認められるポイントまでにかぎり，静脈内投与を用いることとなっている[Mather, Long & Thomas, 1971；Mather, et al., 1979；Scott, 1986；Lee, et al., 1989；Emanuelsson, et al., 1997；Knudsen, et al., 1997；Stewart, Kellett & Castro, 2003 など]。結果として，中枢神経系または心血管系に対する重大な毒性（患者において偶発的に生じることもある）を予測する能力が若干制限されているため，系統的な動物試験*が必要とされる。大半の局所麻酔薬と同様，レボブピバカインおよびロピバカインは固有の血管作動性を有しており，さまざまなモデルにおいてこれが示されている。一例として皮内モデルを挙げると，ブピバカインの作用に伴って通常では，高濃度で血管拡張，低濃度で血管収縮が認められ，これはレボブピバカインの作用を上回っている[Aps & Reynolds, 1978；Newton, et al., 2004；Newton, et al., 2005]。脳軟膜細動脈の濃度依存性収縮は，血管収縮の程度が高い方から S-ロピバカイン＞ラセミ体-ロピバカイン＞R-ロピバカインの順序で生じる。一方，R-とラセミ体-ブピバカインは脳軟膜細動脈を拡張させたのに対し，S-ブピバカインは収縮させ，いずれも濃度依存性であった[Iida, et al., 2001]。ラット坐骨神経モデルから，ロピバカインはいずれの濃度でも，同一濃度のレボブピバカインを上回る血管収縮が生じることが判明した[Bouaziz, et al., 2005]。

　長時間作用型局所麻酔薬は，冠抵抗血管*に対するエナンチオ選択性活性も有している。ブピバカインおよび R-ブピバカインは，摘出したモルモット心臓に大動脈経由で注入したときに冠拡張薬となるのに対し，S-ブピバカイン，ロピバカイン，

COMMENT

心毒性と不整脈

臨床試験では高用量を用いることはできない

動物実験によるデータの補足

冠状動脈への作用

およびR-propivacaine（その程度は低いが）は，いずれも冠動脈血管収縮を誘発する[Burmester, et al., 2005]一方，意識下および麻酔下の侵襲を加えていないヒツジでは，さまざまな局所麻酔薬に対する反応として冠動脈血流の変化が心拍出量の変化を伴ったことから，選択的作用は見出されなかったとの指摘もある[Copeland, et al., 2008]。

局所麻酔薬の全身吸収率は，主として局所での結合によって制御されるが，相対的な血管収縮作用が局所灌流*を調節しているため，取り込みおよび全身的作用も調節される[Luduena, 1969]。S-エナンチオマーの局所麻酔薬は，R-エナンチオマーと比較して長時間作用する傾向が高く，これは局所血管収縮活性がより高く，全身吸収がより緩慢であることを反映していると推定されるが[Luduena, 1969]，そのメカニズムは複雑であり，単純な血管アドレナリン受容体の薬理学では説明がつかない[Iida, et al., 1997]。ある種の神経遮断モデルではロピバカインの麻酔時間がブピバカインよりも長い。これは血管収縮作用によると考えられる。そして，これがロピバカイン開発の大きな原動力となった[af Ekenstam & Bovin, 1987 ; Åkerman, Hellberg & Trossvik, 1988]。しかし，ほかのモデルからは，このような観察結果が概して裏づけられていない。全体的に血管作用は，薬物，投与量，エナンチオマーおよび血管の種類と緊張による複雑な機能であり，末梢神経ブロックおよび中枢神経ブロック後にみられる薬物の相対的な吸収との関連性を評価することは押し並べて困難である。とはいえ，固有の血管収縮特性から，血管収縮薬の添加が必要とされない神経ブロック手技もあるが[Kopacz, et al., 2001]，下顎神経ブロックや上顎神経ブロックなどでは血管収縮薬の添加が不可欠である[Fawcett, et al., 2002]。

2 毒性プロフィール

臨床的に使用されている多くの異なる局所麻酔薬で認められているがエナンチオ選択性について，わずかながら重要な調整は必要であるが，神経遮断と全身毒性の相対的効力は本質的に相関する[Luduena, 1969]。ブピバカインの代替薬を探す実験的薬理学モデルの大半では，心毒性が焦点とされている[Mather & Chang, 2001 ; Heavner, 2002 ; Groban, 2003 など]。これに含まれるのは，パッチクランプ法による in vitro 細胞標本，ex vivo

> COMMENT
>
> 血管収縮は局所麻酔薬の吸収を遅らせる

の心筋細胞および分離した心臓のLangendorff標本，さまざまな実験動物とヒト被験者の in vivo 全身モデルならびに蘇生に対する反応性である。したがって，各モデルには，臨床毒性の問題を提示しうる方法にそれぞれ利点と欠点がある。心毒性*のメカニズムは複雑で，中枢神経系*の心臓支配，心臓交感神経支配の遮断，そして(あるいは)心筋に対する直接作用が関係する。一つの単位またはモル単位を基礎としたエンドポイントは多様であるが，基本的にすべての"毒性力価モデル*"から，propivacaine とブピバカインの双方に対し，ロピバカイン＜レボブピバカイン＜ブピバカインの順，または S-エナンチオマー＜ R-エナンチオマーの順で毒性が生じると示唆されている一方，"臨床効果モデル"からは，ロピバカイン＜レボブピバカイン≈ブピバカインの順で生じると示唆されている。

a　全身毒性と致死的モデル

　レボブピバカインを選択する主な理由は，主として齧歯類実験動物*にエナンチオピュアのブピバカインを用いた全身毒性試験に基づいている。このような試験から，マウス，ラットおよびウサギに S-ブピバカインを静脈内に単回投与したあとの相対的な固有の毒性(LD_{50})は，R-ブピバカインと比較して 25～75%ほど低いことが判明した[Åberg, 1972 ; Luduena, Bogado & Tullar, 1972]。その後の研究でロピバカインがブピバカインよりも毒性が低いことが分かった[Åkerman, Hellberg & Trossvik, 1988]。これらの結論は現在，ほかの実験デザインを用いた多くの試験から確認されており，いくつかの例を提示する。意識のある患者で静脈内注射の偶発事故を想定して機器を装着した意識のあるヒツジ*(約 50 kg)に，3 分間，単回静脈内注入したところ，リドカイン［平均＝323(95% 信頼区間＝217～427)mg］＞ロピバカイン［156(128～184)mg］＞レボブピバカイン［101(87～116)mg］＞ブピバカイン［79(72～87)mg］の順序で痙攣誘発投与量が減少した。高用量を注入した場合は，リドカイン［1450(1145～1745)mg］＞ロピバカイン［325(191～451)mg］＝レボブピバカイン［277(240～313)mg］＞ブピバカイン［161(135～187)mg］の順序で致死量が減少した［Nancarrow, et al., 1989 ; Huang, et al., 1998 ; Chang, et al., 2000］。リドカイン*による実験では，徐脈と低血圧を伴う呼吸抑制が死因で，不整脈(ポンプ失調)は起こらなかった。ブピバカインに伴う死亡の原因

COMMENT

心毒性のメカニズムは複雑である

中枢神経と交感神経が関与する

毒性力価モデルと臨床効果モデル

齧歯類でのレボブピバカイン実験

ヒツジでの痙攣誘発モデル

リドカインとの相違点

としては心室細動が多く，ロピバカインやレボブピバカインが投与された動物の一部にはブピバカインと同様の死亡がみられたが，その他は無脈性電気活動（PEA）による死亡，またはリドカインと同様の死亡であった。これらの差がどうして起こるのかは不明である。意識下の妊娠，非妊娠ヒツジで持続静注したとき，痙攣，低血圧，無呼吸，循環虚脱を生じる平均累積量（と血清濃度）の順序は，ブピバカイン＜レボブピバカイン＜ロピバカインの順序で増加した。妊娠は痙攣リスクを上昇させるが，局所麻酔薬の重篤な毒性発現のリスクはもたらさないことが判明した[Santos & DeArmas, 2001]。

局所麻酔薬の毒性は麻酔中の被験者で実験的に研究されることが多いが，臨床毒性[Breslin, et al., 2003；Pirotta & Sprigge, 2002；Bisschop, et al., 2001；Plowman, Bolsin & Mather, 1998 など]は意識のある患者で生じることが通常である。この問題について評価するため，意識のあるおよび麻酔下のヒツジにおいて実施した試験では，ブピバカイン，レボブピバカインおよびロピバカインのいずれも CNS 興奮毒性（全身性強直間代性痙攣）を引き起こし，意識下ヒツジにかぎり，致死的になる可能性のある心室性不整脈が認められた。全身麻酔下*の動物では，局所麻酔薬の心筋抑制は強くなる。血中濃度は2倍になり，心筋への局所麻酔薬の取り込みは増える。しかし，死亡または重篤な不整脈はみられなかった[Copeland, et al., 2008 a,b]。急速投与を行った意識のあるの動物では，中枢神経系毒性と心毒性が同時に現れる。回復することもあれば，心肺機能不全で死ぬこともある。ほぼ一貫した致死量対痙攣誘発量比が認められている。全身麻酔下での動物モデルでは，全身麻酔そのものが局所麻酔薬による毒性の徴候に顕著な変化をもたらすため，不整脈など多様な中毒作用の中で出現する作用の優位性は変化するであろう。局所麻酔薬を意図的に中毒量投与したときの（**表1**）全身反応に全身麻酔の関連性を評価した研究があるが（[Copeland, et al., 2008 a]），全身麻酔下で行われた毒性（と薬物動態学的）研究から得られる結論を意識のある患者へ適用する際には注意が必要としている。薬物と心臓への直接作用や間接的な中枢神経を介した心毒性の要因の鑑別にはさらなる解析的な実験が必要とされる[参照 reviews by Mather & Chang, 2001；Heavner, 2002；Groban, 2003；Tanaka, et al., 2005]。

COMMENT

全身麻酔により毒性は修飾される

表1 ウサギにブピバカインとエナンチオマーを静注したときの全身毒性の比較

化合物	例数	点滴静注速度 (mg/kg/min)	痙攣量(mg/kg) 平均±標準誤差	致死量(mg/kg) 平均±標準誤差
RS-ブピバカイン	8	1	3.3±0.3	6.9±0.7
S-ブピバカイン	8	1	4.7±0.4	9.7±0.8
R-ブピバカイン	8	1	2.7±0.3	5.5±0.3

局所麻酔薬中毒からの蘇生はいろいろなモデルや動物により評価されてきた。例えば，全身麻酔を受けている人工呼吸下のラット*で，ブピバカイン，レボブピバカイン，ロピバカインを2 mg/kg/minの定速静脈注射をすると，蘇生に必要なアドレナリン投与量や蘇生成功率に伴い，3つの毒性指標が判明した。痙攣様の症状が発現した時点で，ブピバカインの投与量はレボブピバカイン，ロピバカインよりも少なかった。不整脈が発生した時点では，ブピバカイン＜レボブピバカイン＜ロピバカインの順であった。不全収縮が発生した時点では，ブピバカイン＜レボブピバカイン＜ロピバカインの順であった。また，蘇生に要するアドレナリンの投与量は，概してロピバカイン＜レボブピバカイン＜ブピバカインの順序で増加したのに対し，蘇生成功率，ならびに蘇生が成功した時点での血漿中薬物濃度には差が認められなかった[Ohmura, et al., 2001]。全身麻酔下でイヌ*に局所麻酔薬の点滴静注速度を漸増すると，心毒性を示す指標はリドカイン＜ロピバカイン＜レボブピバカイン≦ブピバカインの順であった[Groban, et al., 2002]。これらの結果を，心血管系虚脱に伴う血漿薬物濃度やロピバカインで比較的蘇生率が高いことを併せて考察すると，ロピバカインの方がブピバカインやレボブピバカインよりも安全域が広いと考えられる。しかし，これらの複雑な実験の結果は注意深く診療にあてはめなければならない。麻酔下のヒツジ*で心電図所見から心毒性を調べた実験も実施されており，心毒性の順序はリドカイン＜レボブピバカイン＜ロピバカイン＜ブピバカイン[Guinet, et al., 2009]であった。レボブピバカインおよびロピバカインに伴う毒性リスクが，等量のブピバカインと比較して低いことは明らかである(表2)。

b 電気生理学的モデル

細胞や組織を単離して，電気生理学的に調べると，作用部

COMMENT

ラットでの蘇生率

イヌでの蘇生率

ヒツジにおける心毒性

表2 健康な成熟雌ヒツジ(体重 約50kg)での埋め込み実験

	意識下		麻酔下	
	ベースライン	実験中	ベースライン	実験中
コントロール群	0/17	0/17	0/17	0/17
ブピバカイン群	0/10	7/10	0/10	0/10
レボブピバカイン群	0/11	4/11	0/11	0/11
ロピバカイン群	0/12	3/12	0/12	0/12
総計	0/33	14/33	0/33	0/33

機器を装着した侵襲を加えていない成体雌ヒツジ(約50 kg)を用いて実施した。数字は，動物がtorsade様の多型性心室性頻拍を起こした数と総例数の比を示す。コントロール群(生食)，ブピバカイン100 mg，レボブピバカイン125 mg，ロピバカイン150 mgを3分間で静注した。動物実験は意識下・ハロタン麻酔下で，それぞれ，日を替えて行った。

[Copeland SE, Ladd LA, Gu X-Q, et al. Effects of general anesthesia on the central nervous and cardiovascular system toxicity of local anesthetics. Anesthesia & Analgesia 2008 a；106：1429-39 より引用]

位*に薬物を投与できるので，作用機序の理解に有利であり，解剖学的な，神経-体液性的な，あるいは，薬物動態学的な副反応を起こすこともない。また，生体を対象とした研究を回避することも可能である。ただし，このような利点はあるが，直接的な臨床的意義は制限される。局所麻酔薬による心毒性により，心筋収縮力と刺激伝導遅延，ともに影響を与える。これらは *in vivo* で心臓に対する直接作用と考えられる。というのは，*ex vivo* での多様な心臓標本同様の心毒性が直接再現されている(例えば，摘出した灌流心臓標本または乳頭筋標本[Arlock, 1988など])。

直接の心毒性*はNaチャネル阻害に主として関係する。その結果，心臓刺激伝導は遅くなり，QRS幅の拡大，PR間隔の延長，房室ブロックおよび一方向性ブロックやリエントリーに起因する心室性頻脈や心室細動などの致死的な心室性不整脈が発現する。内向きの心筋Na^+電流を遮断するという点では，ロピバカインとレボブピバカインは双方とも，ブピバカインまたはデクスブピバカインと比較して効力が低い[Castle, 1990；Graf, et al., 1997]。局所麻酔薬の間にある相違点として，受容体の会合と解離の速度が挙げられる。ブピバカインは，チャネル受容体との解離速度がより緩慢である一方，会合速度は同等である

COMMENT

メカニズムを解明するモデル

心臓に対する直接作用

ため，リドカインと比較して不整脈惹起性が高いことが長年にわたって知られており，デクスブピバカインとレボブピバカイン（およびロピバカイン）の比較でも同じことがあてはまる[Valenzuela, et al., 1995 a,b]。Na$^+$チャネルの回復（ブロック解除）は，レボブピバカインの方がデクスブピバカインよりも速やかである[Valenzuela, et al., 1995 b]。エナンチオ選択性は，受容体結合の解離速度の差に起因して脱分極の頻度が高いほど顕著となる[Courtney & Strichartz, 1987]。

　ブピバカインおよびその類似体によるK$^+$チャネルの遮断では，活動電位の延長として，Na$^+$チャネル遮断が増強する可能性があるが，通常のNa$^+$チャネル遮断に要する濃度よりも高い濃度が必要とされる[Valenzuela, et al., 1995 b]。ラット心室筋細胞の一過性外向きK$^+$電流の不活性化速度など，いくつかの電気生理学心臓モデルでは，その作用はエナンチオ選択性ではない[Castle, 1990；Siebrands, et al., 2006]。ほかのモデルでは細胞チャネル遮断は$R>S$エナンチオ選択性に関しては，Na$^+$チャネルにおいては軽微であるが，K$^+$チャネルにおいては選択的に強く抑制されることが発見されている[Vanhoutte, et al., 1991；Lee-Son, et al., 1992；Valenzuela, et al., 1995 a,b；Butterworth, James & Grimes, 1997；Franqueza, et al., 1997；Longobardo, et al., 1998；Nau, et al., 1999；Nau, et al., 2000；Kanai, Katsuki & Takasaki, 2000；Vladimirov, et al., 2000；Gonzales, et al., 2002；Graf, et al., 2002；Kindler, et al., 2003；Muguruma, et al., 2006；Arias, et al., 2007など]。このようなデータから少なくとも部分的には，ヒトを含めた*in vivo*試験での，ロピバカインおよびレボブピバカインの心毒性がブピバカインと比較して低い理由になることが示唆されている。誘発された遺伝子の単一箇所突然変異から判定されるとおり，エナンチオ選択性はNa$^+$チャネルタンパク質のアミノ酸配列の変化による影響も受ける[Nau, et al., 2003]。局所麻酔薬のエナンチオ選択性*は，脂溶性の上昇に伴っていっそう明らかとなる[Longobardo, et al., 1998；Punke & Friederich, 2008]。

　Ca^{2+}チャネル*には中等度のエナンチオ選択性が認められているが[Ibarra, et al., 2005]，*R*-ブピバカインの不整脈惹起作用が相対的に大きい点に関し，L型Ca^{2+}チャネル電流阻害に対する立体選択性から説明することはできず[Zapata-Sudo, et al., 2001]，同様に，ロピバカインでは立体選択性が明らかにならなかった

COMMENT

エナンチオ選択性は，脂溶性の上昇に伴って，いっそう明らかとなる

Ca^{2+}チャネル

[Hirota, et al., 1997]。しかし，疎水性が上昇すれば効力が大きく高まる。例えばオクチラカイン（N-n-C8）の効力は，ブピバカイン（N-n-C4）よりも 6 倍高く，メピバカイン（N-C1）よりも 200 倍高かった[Castle, 1990]。（ヒトリンパ球）β_2-アドレナリン受容体*[Butterworth, James & Grimes, 1997]，リガンド感受性イオンチャネル[Ueta, et al., 2006]および（ラット心臓）ミトコンドリア呼吸[Sztark, et al., 1998；Sztark, et al., 2000]など，潜在的に関連性のあるいくつかの作用は，エナンチオ選択性ではないと考えられるが，心血管系の筋細胞膜 ATP 感受性 K チャネルなどは，エナンチオ選択性である[Kawano, et al., 2004]。

> COMMENT
>
> β_2-アドレナリン受容体*

c　単離した心筋収縮モデル

　乳頭筋では，速やかで，かつ強力な不活性化チャネル遮断とともに，$R>S$ エナンチオ選択性が生じる。ブピバカインに関連した死亡の原因は致死的な心室性不整脈が発現することであるが，局所麻酔薬により誘発される陰性変力作用は，顕著なエナンチオ選択性はないが，心毒性に関連がある。分離した灌流心臓*では，心筋抑制の程度は全体として，神経遮断の程度と並行して生じる[Kashimoto, Kume & Kumazawa, 1990；Mazoit, Boico & Samii, 1993；Mazoit et al., 2000；Graf, et al., 2002 など]。例えば，摘出ウサギ全心臓での研究（ペーシングを用いた Langendorff 標本*）では，ブピバカイン，レボブピバカインおよびロピバカインのいずれもが，同等の非結合体モル濃度では，効力比 1：0.4：0.25 において QRS 幅の最大延長が生じており，レボブピバカインとロピバカインの双方とも，ブピバカインと比較して心毒性が低いとの結論が導かれている[Mazoit et al., 2000]。その他のモデルでは，収縮性および弛緩の障害がロピバカイン＜レボブピバカイン$\leq$ブピバカインの順序で認められ，いずれの差も主に高濃度で明らかになった[Royse & Royse, 2005；David, et al., 2007]。

> 摘出した灌流心臓
>
> Langendorff 標本における心毒性の比

d　部位を選択する投与法を用いた全身モデル

　部位を選択する投与*は，直接的な局所作用を間接的な局所作用から分離して考えるために用いられている（中枢神経，交感神経および血管）。実験動物では，中枢神経系の興奮作用は心抑制作用に拮抗する[Huang, et al., 1998]。局所麻酔薬による重篤な中枢神経毒性は通常，重篤な心血管系毒性よりも先に生じるが，投与速度が関係すると思われる[Mather, Copeland & Ladd,

> 部位を選択して投与することにより，直接的な局所作用と間接的な局所作用を区別できる

2005]．いくつかの in vivo 研究では，局所麻酔薬の心臓への作用が，脳幹の心臓調節機能とも関係するかもしれないことを示している．実験動物の心臓神経調節領域(特に孤束核*，NTS)内，またはその付近にブピバカインおよびその同族体を注入すると，全身投与した際や心臓への直接作用と同様の心臓刺激伝導障害を引き起こす[Heavner, 1986 ; Thomas, et al., 1986]．さらに，ブピバカインを静脈内投与したときの NTS 発火頻度を低下させる作用はエナンチオ選択性であり，デクスブピバカインの効力はレボブピバカインの効力よりも大きい[Denson, Behbehani & Gregg, 1992]．全体としての作用としては，直接的な心臓作用と同様の心毒性をもたらすと考えられ，"心毒性の中枢神経系仮説*"として知られるように，心毒性は同時に起こる直接的な心臓作用と間接的な中枢神経系を介した作用に由来するであろう[Pickering, et al., 2002 ; Ladd, et al., 2002]．これは，概して実験薬理学において意義があり，新規の局所麻酔薬と従来の局所麻酔薬との差(ならびに至適臨床治療法)を明確に認識する際にも特に意義がある．正常な全身標本を用いて，ex vivo 標本でのように，ごく少量から始めて，致死的に至るまでの連続した投与量で，こうした薬物が心臓にもたらす直接的な作用に関する試験を実施することは不可能であるため，中枢神経系および心血管系に対する相対的効力が異なる薬物間での比較が困難になる．このような比較を実施しやすくするため，脳への薬物再循環を最小限として心臓選択性を高めた冠動脈内投与*，および心臓への薬物再循環を最小限として脳選択性を高めた頸動脈内投与*を用いた部位選択的な局所投与が考案されている．このような新たなパラダイムは，長時間作用型局所麻酔薬の相対的で直接的な毒性を決定する際に有用である．

　多様な部位選択投与での実験では，中枢神経系，心血管系の症状と徴候は局所麻酔薬間では驚くほど一致していたが，投与量，血中濃度，関連する組織中濃度は定量的に異なっている．意識下のヒツジで動脈内に単回投与すると，ブピバカイン，ロピバカイン，レボブピバカインはすべて，明らかな陰性変力作用*を示し，経時的変化はよく似ており，陰性変力作用の程度は，明らかな症状が現れないくらいの投与量からすでに，局所麻酔薬の効力に比例している．死因は心室細動であり，局所麻酔薬の間で生存率，致死量に有意差はみられなかった[Chang,

COMMENT

孤束核の役割

心毒性の中枢神経系仮説

心臓選択性を高めた冠動脈内投与

脳選択性を高めた頸動脈内投与

陰性変力作用

et al., 2001]。この結果から，ロピバカイン，レボブピバカインおよびブピバカインは，意識下のヒツジに投与したときに直接的な致死的心毒性を引き起こす可能性は本質的に同等であると示されており，静脈内投与で認められた薬物間の差は説明できない。麻酔下のブタに投与量を漸増させる試験デザインで，中枢神経系に作用するに十分な高用量が用いられ，QRS 間隔延長により，心毒性効力比*を QRS 時間が 2 倍になるところで測定すると，ブピバカイン：レボブピバカイン：ロピバカイン＝2.1：1.4：1 となることが分かった［Morrison, et al., 2000］。この場合も致死的な心室細動が死因となることが多く，ロピバカインとレボブピバカインの双方とも，ブピバカインと比較して致死量の安全域が高かった。異なるパラダイム，異なる実験条件により，違った情報が得られることが分かった。例えば，中枢神経毒性に関する効力に差があれば，心血管毒性に影響を与える可能性があり，静脈内と冠動脈内注入との間，顕著な全身吸収と作用が起こり得る単回と反復投与量の間で認められるであろう。

　驚くことではないが，中枢神経系の症状が明らかに現れるほどの量を頸動脈内に投与すると，局所麻酔薬の薬物間で有意に差が現れる。平均動脈圧，心拍数，心拍出量および心筋収縮能の上昇を伴う用量依存性中枢神経系興奮様症状および脳波の変化が認められ，交感神経系刺激と一致していた。これらの作用における局所麻酔薬の効力の全体としての順位は，ロピバカイン＜レボブピバカイン＜ブピバカイン，の順であった。ブピバカイン，レボブピバカイン，ロピバカインを用いて，中枢神経系の部位を選択して薬物を投与したところ，いくつかの中枢神経系への作用と心臓への作用に差がみられたが，意識下のヒツジでは不整脈誘発作用に差はなかった［Ladd, et al., 2002］。

e　ヒトボランティアモデル

　ヒトを対象とするのが試験が最も妥当であるが，前臨床試験ではやはり控えめな投与になる*。ヒトボランティア試験は，若年の健康者で実施することが通常であり，若年者でない，あるいは健康とはいえない患者で生じる事象が反映されるとは考えにくい。さらに，このような研究は用量反応曲線の限られた部分*，主に中枢神経作用が出るか出ないかのぎりぎりのエンドポイントで実施されるため，安全域などを探索する能力から

> COMMENT
>
> 心毒性の比
>
> 前臨床試験ではやはり控えめな投与になる
>
> 用量反応曲線の限られた部分での研究

みて，実験動物における潜在的に毒性があると思われる用量を用いる試験と比較して"鈍感な手段"である。

ロピバカインをヒト健康ボランティア*に 10 mg / min で静脈内注入したときの忍容性はブピバカインと比較して良好である。患者の中枢神経症状が重篤になるまでの平均投与量は，ブピバカインで 99 mg (SD 30)，ロピバカインで 124 mg (SD 38) であった[Scott, et al., 1989]。短時間であるが，心血管変化として心拍数増加，動脈圧上昇，1 回拍出量減少および駆出率低下が出現したが，薬剤間に差は認められなかった。ブピバカインでは，短時間の心臓伝導変化として PR 間隔延長，QTc 延長および QRS 幅の延長が生じたが，ロピバカインではこれは生じなかった[Knudsen, et al., 1997]。同様のパラダイムで，点滴静注では，平均値で，ブピバカイン 47.9 mg，レボブピバカイン 56.1 mg の投与量に耐えることができた。比較的少量の投与量であったが，軽度で短時間の，心血管系の変化が観察された。PR 間隔と QTc 時間のわずかな増加は両者で差がなかった。しかし，1 回拍出係数，加速指数および駆出率に生じた変化は，レボブピバカインよりもブピバカインで大きかった[Bardsley, et al., 1998]。ヒトにおける全身に対する別の中毒研究では，ロピバカインでは約 39 mg，レボブピバカインでは約 37 mg に耐えることができた。これらの用量では心血管系に対する作用に差はなかった[Stewart, Kellet & Castro, 2003]。

f 臨床的なデータ

血中薬物濃度や生理学的測定などの臨床データからは，局所麻酔薬の毒性に関する便宜的なデータしか得られず，通常は患者の緊急治療という条件下で収集されるため，データの質は良くない。レボブピバカインやロピバカインでは明らかな痙攣が報告されているが，その後に起こる心毒性については必ずしも調べられていない。とはいえ，動物では局所麻酔薬を直接，中枢神経系(CNS)に投与すると，心毒性が誘発されること，このような作用にエナンチオ選択性があること，CNS ならびに心機能制御が脳幹を介して直接関連することは重要であり，CNS 毒性は心毒性*の脅威をもたらすおそれがあるため，過小評価してはならないことを示唆している。この領域はこれからも重要で，さらに(前臨床)研究がなされるべきである。しかし，あたかも中毒濃度*が薬理学的な定数である[e.g., White, 2006]と定

COMMENT

健康ボランティアでの許容量

心毒性を過小評価してはならない

中毒濃度は薬理学的な定数ではない

義されがちであるが，解剖学的，生理学的，薬物動態学的にその意義を評価することは困難である[Mather, Copeland & Ladd, 2005]。

3 薬物動態学的なプロフィール

健康なボランティア，患者および実験動物にあらゆる方法で局所麻酔薬を投与したあとの循環血中薬物濃度が測定されており，さまざまな薬物動態学的モデルが導かれている。そのうえ，小児，特別な疾患などの特定のヒト集団，および局所での薬物取り込みなど特殊な実験条件下と動物種で，さまざまな試験が実施されている。観察結果を化学的・薬理学的特性と関連づける規制認可，好奇心，能力に対しては妥当な理由がある。しかしながら，薬物の固有の薬物動態*は単回の静脈内注射によってのみ得られる。なぜなら，神経組織*の周囲に薬物を投与したあとの吸収過程（全身バイオアベイラビリティの速度）はかなり複雑であるからである。

臨床麻酔と関連して，3つの基本的な薬物動態シナリオ*がある。すなわち，血管内誤注射，急速な吸収，緩慢な蓄積の3つである。静脈内注入に伴う急性毒性作用には，循環血液中に薬物が到達する速度が関連すると考えられる。投与速度と（あるいは）分割投与，薬物固有の毒性などの因子が薬理学的な結果を決定づけるのであって，薬物動態には関係しない。2番目と3番目のシナリオでは，副作用の早期警告症状が生じることがある（上記参照）。体循環に吸収される速度は重要な薬物動態の問題であり，これは注入部位における化学的，解剖学的および生理学的因子の影響を受け，注入部位の血液灌流量（および血管収縮薬の使用）は特に重要である。3番目のシナリオでは，バイオアベイラビリティの速度に関連する薬物の消失速度（代謝による）が重要な問題となり，併用薬および肝機能などの因子に左右される。

全体として，ブピバカイン*のエナンチオマーおよびロピバカインを静脈内に投与したあとのエナンチオ選択性と脂溶性に起因する固有の薬物動態の差は比較的小さい。ブピバカインを用いた静脈投与に関するヒトやヒツジでの研究では，循環血液中の濃度は R-ブピバカインよりも S-ブピバカインの方がわずかに高い（10～20%）ことが知られている[e.g. Burm, et al., 1994；

COMMENT

薬物動態は単回の静脈内注射によってのみ得られる

神経ブロック後の吸収過程は複雑である

3つの基本的な薬物動態シナリオがある

ブピバカインとロピバカインのクリアランス

Blake, et al., 1994；Mather, McCall & McNicol, 1995；Groen, et al., 1998；Sharrock, et al., 1998；Veering, et al., 2002］and in sheep［Mather, 1991；Mather, Rutten & Plummer, 1994；Mather, et al., 1998］。このことは毒性の高いR-ブピバカインのクリアランスがS-ブピバカインのクリアランスよりもわずかに大きいことを示している。その他の薬物動態試験から，同じようなヒト集団では，レボブピバカインおよびロピバカインのクリアランスが同等であることが判明している［Simon et al., 2004 a,b；Simon et al., 2006］。

　神経ブロックを行ったあとは，薬物動態学的に吸収速度*が重要である。そのため，静注後に測定されるような半減期は必ずしも関連性がない。むしろ，吸収速度の半減期が優位な因子になる(これは"フリップフロップ"薬物動態として知られている)［Tucker & Mather, 1975］。神経ブロック後に血液を採取しても，吸収速度の半減期を決めることはできない(何人かの研究者は間違って行っていて，不正確である)。全身の体内分布と(同時に)吸収速度を決定するには，静脈内と神経周囲を分離したデータが必要となる。現在のところ最善の方法は，トレーサー量の重水素で標識した局所麻酔薬*を静脈内に投与するとともに，臨床用量の標識されていない局所麻酔薬を硬膜外に投与するという二元的併用投与*を基礎としている。全体としての薬物動態は同時に生じるプロセスを含んでいる。異なる速度で吸収される分画を有しており，薬物の蓄積が水溶性(迅速吸収プール)と脂溶性(緩慢吸収プール)に分けられる2つのプールから吸収される。一方では，薬物の分布と排泄(elimination)が始まる(静脈内投与の場合と同様)。全吸収過程は多重指数関数プロセスとして生じ，特定の薬物および患者における全身吸収速度*は指数関数係数で表される。脂溶性の高い薬物は，投与量の大部分が緩慢な吸収プールから吸収されるような挙動を示す。例えば，ほかの研究者らがブピバカインについて早期に見出したのと同じように［Tucker & Mather, 1975；Burm, et al., 1987；Veering, et al., 1992］，最近の薬物動態解析では硬膜外*のロピバカインとレボブピバカインの薬物動態が比較され，二相性吸収動態は2つのプールからの同時吸収で特徴づけられ[注7]，ロピバカインは$T\frac{1}{2}=10$分で24％迅速吸収，$T\frac{1}{2}=4.5$時間で79％緩

COMMENT

吸収速度を知ることは難しい

標識した薬の静注と臨床用量の非標識薬の硬膜外投与

二元的併用投与

全身吸収速度は指数関数で表される

硬膜外腔からの吸収動態

―――――――
注7：実験で軽微な予測のつかない変化が総投与量に100％からのわずかな差をもたらす。

慢吸収であったのに対し，レボブピバカインは $T\frac{1}{2}=5$ 分で 23％迅速吸収，$T\frac{1}{2}=6.5$ 時間で84％緩慢吸収であった［Simon, et al., 2004 b；Simon, et al., 2006］。レボブピバカインおよびロピバカインの迅速吸収プロセスが同等であるため，硬膜外投与により同様の時間で同等の最高血中濃度をもつと考えられるが，レボブピバカインの緩慢吸収半減期はロピバカインと比較して長かった。したがって，レボブピバカインの投与と次の投与の間でも血中濃度が維持される［Olofsen, et al., 2008］。同様の複雑な吸収プロセスは，すべての神経ブロック手技にあてはまる。

通常，薬物の血漿タンパク結合力は脂溶性と関連性が強く（例えば，オクタノール：緩衝液分配係数から評価する），立体化学と関連性が弱く，濃度と関連性が強い［Tucker, et al., 1970；Rutten, et al., 1992］。局所麻酔薬の脂溶性には，α_1-酸性糖タンパク質に対する親和性との強い相関性がある［Mather & Thomas, 1978；Taheri, et al., 2003］。α_1-酸性糖タンパク質*の主成分の高親和性部位とブピバカインとの結合は，エナンチオ選択性が弱い［Mazoit, Cao & Samii, 1996］。ブピバカインを含む数種類の薬物では，タンパク結合におけるエナンチオマーの違いが組織内分布およびクリアランスの差をもたらす可能性がある［Mather, 1991；Burm, et al., 1994；Veering, et al., 2002など］。例えば，ヒツジに致死量のブピバカインを静脈内に投与したあとには，R-ブピバカインの組織：血中分配係数が，脳と心臓を含む大半の組織で S-ブピバカインを上回っていたため，固有の強い毒性を発揮したと考えられる［Rutten, et al., 1993］。

静脈内投与後には，肺への取り込み*が多く，重要臓器を灌流する薬物の血中濃度を低下させる。レボブピバカインの（肺への）取り込みは，ロピバカインの取り込みと比較して大きく，両薬物間の固有の毒性の差を小さくする傾向がある［Ohmura, et al., 2003］。誤って静脈内に注入されたあとの，脳および心筋への局所麻酔薬の初回通過取り込みを，理論的には血漿タンパク結合が制限すると考えられ，これによって毒性が調節される。しかし，結合と解離の速度は極めて速やかであるため，毒性用量*が急速に運搬されると，脳および心臓での初回通過の際に血漿タンパク*との結合能力を越えてしまう。したがって，重要臓器への薬物の取り込みは循環血漿中の非結合型のみに限定されず，短時間作用性と長時間作用性の薬物を静注しても，脳

COMMENT

α_1-酸性糖タンパク質との結合

肺への取り込みは血中濃度を低下させる

毒性量が急速に脳および心臓へ到達すると，初回通過の際に血漿タンパクの結合能力を越える

血漿タンパクとの解離は速い

や心臓への取り込み速度はまったく同じになる[Nancarrow, et al., 1989；Mazoit, Boico & Samii, 1993]。しかし，組織や血中の薬物濃度が急速には変化しない状況では，例えば，局所麻酔薬の点滴静注では，血液と組織の非結合型薬物濃度は本質的に同じになる。記憶しておくべきことは，結合の程度(もしくは，結合分画)は薬理学的にはさほど重要ではなく，非結合の薬物濃度*が中毒を決定する因子として重要である[Tucker, 1988；Toutain & Bousquet-Melou, 2002]。非結合型の薬物濃度は重要であるにもかかわらず，一般的には測定されず，薬物の作用を循環血中濃度と関連づけたデータは，その大半が総薬物濃度(すなわち，非結合型と結合型を合わせた薬物濃度)である。

4 強さと臨床的なプロフィール

通常，局所麻酔薬の効力は，分離したカエルまたはラットの *ex vivo* 坐骨神経標本*での，膜電流の抑制か，または齧歯類実験動物において *in vivo* 神経ブロックが生じる薬物濃度の測定で評価される[Strichartz & Ritchie, 1987；Kanai, et al., 1999；Sinnott & Strichartz, 2003；Muguruma, et al., 2006]。基礎的・臨床的，いずれの研究でも，局所麻酔薬の相対的効力は，"等有効麻酔薬濃度""推奨最高用量" または場合によっては "等毒性用量"* として述べられることが多い[Rosenberg, Veering & Urmey, 2004]。等有効性は，何らかの手技において，同等の神経遮断が得られた被験者の割合，または患者が使用した(または要求した)鎮痛薬追加の頻度(または量)*から判断することもある。しかし，大半の臨床研究試験では，典型的な小規模コホートを対象として，ほぼ同様の薬物について試験を実施しており，患者間で特性にばらつきが大きく，大半の試験では，薬物間で差がないことを示すというよりむしろ，薬物間の差を検出すること*ができないという点で，かなり不正確な基準である。実際には，薬物に観察された相対的効力は，構造的，立体化学的および物理化学的特性が組み合わされて導かれたものであり，これらの特性が，関連する受容体に到達する投与量の割合，ならびに受容体に対する薬物の親和性，および受容体と結合したときの作用を左右する。相対的効力は実際に複雑な問題であるが，臨床研究では簡易な測定に縮小されることが通常であり(通常，未知の不確実性を伴う)，さまざまな局所麻酔薬で選択された投与

COMMENT

臓器にとって重要なのは，非結合の薬物濃度である

坐骨神経標本

"等有効麻酔薬濃度""推奨最高用量""等毒性用量"

鎮痛薬追加の頻度

薬物間の差を検出することは難しい

量に伴う相対的リスクを測定する際に適用される。

　通常，多様な効力モデル*における効果は，多様な薬物間での順序と同じになるが，明らかに投与量（およびこれに伴う体液中濃度）がモデルにより異なる可能性がある。さらに厳密にいえば，効力とは，特定の集団やモデルにおいて定められた神経遮断の程度，頻度，またはこの双方をもたらすために必要とされる局所麻酔薬の（モル）投与量（または濃度）として指定することができる。通常，この種の試験は，分離した神経*，または侵襲を加えていない動物における神経遮断手技を用い，早期の前臨床薬物開発段階で実施される。また，管理された条件下では，効力が高いほど神経遮断の持続時間が長くなることが通常である。例えば，ブピバカイン4 mgおよび8 mgのくも膜下腔投与に伴う神経遮断の経時変化は，ロピバカイン8 mgおよび12 mg投与とほぼ同一である[McDonald, 1999]。多施設共同試験の結果からも，多様な臨床条件下で効力に関する情報が得られる。例えば，0.5％レボブピバカイン，0.5％ブピバカイン，および0.75％ロピバカインには，感覚神経ブロックおよび運動神経ブロックの発生ならびに消失という観点から，股関節手術および術後鎮痛に関し，臨床的に同等のプロファイルが示されている[Koch, et al., 2008]。オピオイドを添加しPCAを用いた状況での局所麻酔薬を比較することは相対的な強さを評価するのに重要なモデルである。例えば，全人工股関節置換，全膝関節置換後にロピバカイン0.165％，もしくはレボブピバカイン0.125％をともにスフェンタニルを添加して投与したところ（二重盲検法），術後48時間に使用した局所麻酔薬量およびPCA要求回数はロピバカインで約25％多かった[Smet, Vlaminck & Vercauteren, 2008]。効力の差は，濃度差を考慮に入れたとしても，レボブピバカインの作用持続時間が長いことからほぼ説明できる。

　別の方法として，薬物間における相対的効力の主要評価項目（感覚神経遮断，運動神経遮断，またはこの双方など）として50％有効量（ED_{50}）*注8を測定するため，または薬物併用の相対的効力を評価するため，特定の患者集団（陣痛初期の初産婦など）でさまざまな神経ブロックによる"増量−減量"逐次単回投与

COMMENT

効力モデル

分離した神経か，動物における神経遮断がモデルになる

50％有効量（ED_{50}）の測定

注8：さまざまな試験では，局所鎮痛薬最小用量（MLAD）または局所鎮痛薬最小濃度（MLAC）もそれぞれの試験デザインに適しているとして示されている。

法を用いる研究者もいる[Columb & D'Angelo, 2006]。例えば，くも膜下無痛分娩では，相対的な鎮痛効力比の平均値(および95％信頼区間)は，ロピバカイン：ブピバカインが0.65(0.56〜0.76)，ロピバカイン：レボブピバカインが0.80(0.70〜0.92)，レボブピバカイン：ブピバカインが0.81(95％信頼区間0.69〜0.94)と測定され，脊髄くも膜下麻酔法での相対的効力は，ブピバカイン＞レボブピバカイン＞ロピバカインの順序である[Camorcia, Capogna & Columb, 2005；Camorcia, et al., 2007]。ほかの試験によると，硬膜外無痛分娩では相対的な鎮痛作用の強さの比はロピバカイン：ブピバカインが0.60(0.49〜0.74)，ロピバカイン：レボブピバカインが0.98(0.80〜1.20)であった[Polley, et al., 1999, 2002, 2003]。くも膜下腔と硬膜外腔投与でロピバカイン：レボブピバカインの比率が異なるのは，硬膜外鎮痛*がより複雑なメカニズムで生じることを反映しているためであろう。また，本法を用いたさまざまな試験から，局所麻酔溶液に対する添加薬の有用性が推定される。例えば，分娩中にスフェンタニルを硬膜外腔に添加すると，全体的な必要量が4.2(3.6〜4.8)倍減少し，ブピバカインではこの効果が大きかった[Buyse, et al., 2007]。

　ED_{50}は，用量反応曲線の中間点である50パーセンタイル値のみを表すものであるため，その測定を相対的効力の妥当な評価基準とすることに疑問を呈する者もいる。ED_{95}(すなわち，対象集団の95パーセンタイル値に対する有効用量)は，診療*にあてはめるうえでいっそう有用な評価基準になると主張されることは多い(極めて妥当である)[Columb & D'Angelo, 2006；Lyons, et al., 1998；Van de Velde, et al., 2007]。批判のいくつかは，臨床使用での局所麻酔薬に観察された相対的効力*が，ほかに観察されたED_{50}にあてはまらないことを根拠としている。問題は，ED_{95}が(S字形曲線と仮定される)用量反応曲線の傾きで線形化(ED_{20}〜ED_{80})部分から外れているため，傾きが異なる薬物間で比較するとき，または異なるエンドポイントで比較するとき，ED_{50}とED_{95}*との関係が必ずしも同一の関係にならないことである。事実，異なるエンドポイント(感覚神経遮断，運動神経遮断など)における用量反応曲線の傾きは，個々の薬物でも，また，類似の薬物間のいずれでも異なると考えられる[Carvalho, et al., 2005；Sell, et al., 2006]。さらに，用量反応曲線の

COMMENT

硬膜外鎮痛のメカニズムは複雑である

ED_{95}は診療に有用な評価基準になりえるか

ED_{50}は相対的効力の評価基準となりえるか

ED_{50}が示す関連性とED_{95}が示す関連性は必ずしも同一ではない

極値は特性が十分に解明されないことが通常であり，推定値での誤差を低減させるには，大規模サンプルが必要である。とはいえ，小児において仙骨麻酔を実施した最近の試験では，ED_{50}とED_{95}のいずれから見ても，ロピバカインの効力がレボブピバカインと同等であるという意外な結果が得られている[Ingelmo, et al., 2009]。

"増量-減量"逐次投与法*は，特定の条件下で治療効果について評価する際にも用いられている。例えば，分娩後期にブピバカインのED_{50}は分娩初期のMLAC*と比較して，2.9倍（95%信頼区間 2.7〜3.2）大きいことが知られている[Capogna, et al., 1998]。アドレナリンやオピオイドを添加した併用投与の評価にも用いられている[Polley, et al., 2002；Stocks, et al., 2001]。同様に，本法を用いたところ，ブピバカインの方がレボブピバカインまたはロピバカインと比較して分娩時における運動神経ブロックが大きいことが判明した[Lacassie et al., 2002；Lacassie & Columb, 2003]。感覚神経ブロックおよび運動神経ブロックにおいて，ロピバカインの効力はブピバカインの1/4だけ低いが，レボブピバカインは同等またはわずかに低い効力を有すると多くの麻酔科医は思っている。ロピバカインの低い毒性は神経遮断に多くの投与量を使用することで相殺される。しかし，レボブピバカインにはこのことはあてはまらない。

結　論

本章では，レボブピバカイン*の重要な薬理学的特性に関する概観を提示したが，現在では，薬理学および臨床の専門分野において，はるかに多くの情報が公表されている。

長時間作用型局所麻酔薬により心毒性のリスクが上昇することが認識*されて以来，過去20年間で，診療にさまざまな変化がもたらされてきた[Mulroy, 2002]。これらの変化に含まれるのは，"テスト"投与の局所麻酔薬使用量に厳密な注意を払うこと，注入器具の吸引に厳密な注意を払って分割した投与量を用いること，患者のモニタリングに厳密な注意を払うこと，超音波ガイド下で解剖学を応用すること，日常の手技として，高濃度の局所麻酔溶液を使用しないようにすること，局所静脈内麻酔におけるブピバカイン使用を回避することである。同様に，

COMMENT

"増量-減量"逐次投与法（"up-down" sequential dose method）の応用

Minumum local anesthetic concentrationの略

現在ではレボブピバカインの情報は豊富である

心毒性の危険性を少なくするには具体的にどうすればよいか

より安全な局所麻酔薬の開発が続けられている。

　レボブピバカインとロピバカインの双方とも"ブピバカインと比較して心毒性が低い"と述べられることもあるが，これは厳密に正しいとはいえない。なぜならば，通常の条件下の場合，CNSおよび心毒性が誘発されるレボブピバカインおよびロピバカインの投与量はブピバカインと比較して大きく，もし，局所麻酔薬の効力が同等*とするならば，"毒性を誘発する"投与量を用いる確率が低いからである。症状として現れなくても，毒性は最小用量を除くすべての用量の局所麻酔薬で生じる。しかし，楽観的に言えば，大半の神経ブロックは顕著な悪影響を伴わずに成功しているのは，信頼できる薬物の組合せ，すぐれた技術，および場合によっては幸運によるものであろう。へたな技術が用いられたり，不運が生じることがまれにある。そのときには，重大な毒性を引き起こす可能性が低い薬物を使っていると，重大な問題を回避できるかもしれない。

> **COMMENT**
>
> 効力が同等とするならば，レボブピバカインが"毒性を誘発する"投与量を用いる確率は低い

文　献

1) Åberg G, Dhuner KG, Sydnes G. Studies on the duration of local anaesthesia : structure / activity relationships in a series of homologous local anaesthetics. Acta Pharmacologica et Toxicologica 1977 ; 41 : 432-43.
2) Åberg G. Toxicological and local anesthetic effects of optically active isomers of two local anesthetic compounds. Acta Pharmacologica et Toxicologica 1972 ; 31 : 273-86.
3) Adger B, Dyer U, Hutton G, et al. Stereospecific synthesis of the anaesthetic levobupivacaine. Tetrahedron Letters 1996 ; 37 : 6399-402.
4) af Ekenstam B, Egnér B, Pettersson G. *N*-alkyl pyrrolidine and N-alkyl piperidine carboxylic acid amides. Acta Chemica Scandinavica 1957 ; 11 : 1183-90.
5) af Ekenstam B. The effect of the structural variation on the local analgetic properties of the most commonly used groups of substances. Acta Anaesthesiologica Scandinavica 1966 ; 25 Suppl : 10-8.
6) af Ekenstam BT, Bovin C. L-*N*-*n*-proylpipecololic acid 2, 6-xylidide. US Patent 4, 695, 576 (Sep 22, 1987).
7) Åkerman B. Uptake and retention of the enantiomers of a local anaesthetic in isolated nerve in relation to different degrees of blocking of nervous conduction. Acta Pharmacologica et Toxicologica 1973 ; 32 : 225-36.
8) Åkerman B, Hellberg I-B, Trossvik C. Primary evaluation of the local

anaesthetic properties of the amino amide agent ropivacaine (LEA 103). Acta Anaesthesiologica Scandinavica 1988 ; 32 : 571-8.
9) Albright GA. Cardiac arrest following regional anesthesia with etidocaine or bupivacaine. Anesthesiology 1979 ; 51 : 285-7.
10) Aps C, Reynolds F. An intradermal study of the local anaesthetic and vascular effects of the isomers of bupivacaine. British Journal of Clinical Pharmacology 1978 ; 6 : 63-8.
11) Arias C, Guizy M, David M, et al. Kvbeta 1.3 reduces the degree of stereoselective bupivacaine block of Kv 1.5 channels. Anesthesiology 2007 ; 107 : 641-51.
12) Arlock P. Actions of three local anaesthetics, lidocaine, bupivacaine, and ropivacaine on guinea pig papillary muscle sodium channels (V_{max}). Pharmacology & Toxicology 1988 ; 63 : 96-104.
13) Arvidsson T, Bruce HF, Halldin MM. Lack of metabolic racemisation of ropivacaine, determined by liquid chromatography using a chiral AGP column. Chirality 1995 ; 7 : 272-7.
14) Bardsley H, Gristwood R, Baker H, et al. A comparison of the cardiovascular effects of levobupivacaine and rac-bupivacaine following intravenous administration to healthy volunteers. British Journal of Clinical Pharmacology 1998 ; 46 : 245-9.
15) Bernards CM, Ulma GA Jr, Kopacz DJ. The meningeal permeability of *R*- and *S*-bupivacaine are not different : evidence that pharmacodynamic differences between the enantiomers are not the result of differences in bioavailability. Anesthesiology 2000 ; 93 : 896-7.
16) Bisschop DY, Alardo JP, Razgallah B, et al. Seizure induced by ropivacaine. Annals of Pharmacotherapy 2001 ; 35 : 311-3.
17) Blake DW, Bjorksten A, Dawson P, et al. Pharmacokinetics of bupivacaine enantiomers during interpleural infusion. Anaesthesia & Intensive Care 1994 ; 22 : 522-8.
18) Bouaziz H, Iohom G, Estebe JP, et al. Effects of levobupivacaine and ropivacaine on rat sciatic nerve blood flow. British Journal of Anaesthesia 2005 ; 95 : 696-700.
19) Breslin DS, Martin G, Macleod DB, et al. Central nervous system toxicity following the administration of levobupivacaine for lumbar plexus block : A report of two cases. Regional Anesthesia & Pain Medicine 2003 ; 28 : 144-7.
20) Büchi J, Perlia X. Section 8, Structure-activity relations and physicochemical properties of local anesthetics. In Lechat P. (ed.) : Local Anesthetics International Encyclopedia of Pharmacology and Therapeutics. Vol 1. Oxford : Pergamon Press ; 1971. p. 39-130.

21) Burlacu CL, Buggy DJ. Update on levobupivacaine. Therapeutics and Clinical Risk Management 2008：4：381-92.
22) Burm AGL, Vermeulen NP, Van Kleef, et al. Pharmacokinetics of lignocaine and bupivacaine in surgical patients following epidural administration. Simultaneous investigation of absorption and disposition kinetics using stable isotopes. Clinical Pharmacokinetics 1987：13：191-203.
23) Burm AGL, Vandermeer AD, Van Kleef, et al. Pharmacokinetics of the enantiomers of bupivacaine following intravenous administration of the racemate. British Journal of Clinical Pharmacology 1994；38：125-9.
24) Burmester MD, Schluter KD, Daut J, et al. Enantioselective actions of bupivacaine and ropivacaine on coronary vascular resistance at cardiotoxic concentrations. Anesthesia & Analgesia 2005；100：707-12.
25) Butterworth J, James RL, Grimes J. Structure-affinity relationships and stereospecificity of several homologous series of local anesthetics for the beta 2-adrenergic receptor. Anesthesia & Analgesia 1997；85：336-42.
26) Buyse I, Stockman W, Columb M, et al. Effect of sufentanil on minimum local analgesic concentrations of epidural bupivacaine, ropivacaine and levobupivacaine in nullipara in early labour. International Journal of Obstetric Anesthesia 2007；16：22-8.
27) Camorcia M, Capogna G, Berritta C, et al. The relative potencies for motor block after intrathecal ropivacaine, levobupivacaine, and bupivacaine. Anesthesia & Analgesia 2007；104：904-7.
28) Camorcia M, Capogna G, Columb MO. Minimum local analgesic doses of ropivacaine, levobupivacaine, and bupivacaine for intrathecal labor analgesia. Anesthesiology 2005；102：646-50.
29) Capogna G, Celleno D, Lyons G, et al. Minimum local analgesic concentration of extradural bupivacaine increases with progression of labour. British Journal of Anaesthesia 1998；80：11-3.
30) Carvalho B, Durbin M, Drover DR, et al. The ED_{50} and ED_{95} of intrathecal isobaric bupivacaine with opioids for cesarean delivery. Anesthesiology 2005；103：606-12.
31) Casati A, Putzu M. Bupivacaine, levobupivacaine and ropivacaine：are they clinically different? Best Practice & Research. Clinical Anaesthesiology 2005；19：247-68.
32) Castle NA. Bupivacaine inhibits the transient outward K^+ current but not the inward rectifier in rat ventricular myocytes. Journal of Pharmacology & Experimental Therapeutics 1990；255：1038-46.
33) Chang DH, Ladd LA, Copeland S, et al. Direct cardiac effects of intracoronary bupivacaine, levobupivacaine and ropivacaine in the sheep. British Journal of

Pharmacology 2001 ; 132 : 649-58.
34) Chang DH, Ladd LA, Wilson KA, et al. Tolerability of large-dose intravenous levobupivacaine in sheep. Anesthesia & Analgesia 2000 ; 91 :671-9.
35) Clément R, Malinovsky J-M, Hildgen P, et al. Spinal disposition and meningeal permeability of local anesthetics. Pharmaceutical Research 2004 ; 21 : 706-16.
36) Coghlan MW, Davies MJ, Hoyt C, et al. Antibacterial activity of epidural infusions. Anaesthesia & Intensive Care 2009 ; 37 : 66-9.
37) Columb MO, D'Angelo R. Up-down studies : responding to dosing! International Journal of Obstetrical Anesthesia 2006 ; 15 : 129-36.
38) Copeland SE, Ladd LA, Gu X-G, et al. Effects of general anesthesia on whole body and regional pharmacokinetics of local anesthetics at toxic doses. Anesthesia & Analgesia 2008 b ; 106 : 1440-9.
39) Copeland SE, Ladd LA, Gu X-Q, et al. Effects of general anesthesia on the central nervous and cardiovascular system toxicity of local anesthetics. Anesthesia & Analgesia 2008 a ; 106 : 1429-39.
40) Courtney KR, Strichartz GR. Structural elelemnts which determine local anesthetic activity. In, Strichartz GR(ed). Local Anesthetics, Handbook of Experimental Pharmacology. Vol 81. Berlin : Springer-Verlag ; 1987. p. 53-94.
41) Covino BG. Toxicity and systemic effects of local anesthetic agents, Local Anesthetics : Handb. Exp Pharm Vol 81. Edited by Strichartz GR. Berlin : Springer-Verlag ; 1987. p. 187-212.
42) David JS, Ferreti C, Amour J, et al. Effects of bupivacaine, levobupivacaine and ropivacaine on myocardial relaxation. Canadian Journal of Anaesthesia 2007 ; 54 : 208-17.
43) Denson DD, Behbehani MM, Gregg RV. Enantiomer specific effects of an intravenously administered arrhythmogenic dose of bupivacaine on neurons of the nucleus tractus solitarius and the cardiovascular system in the anaesthetized rat. Regional Anesthesia 1992 ; 17 : 311-6.
44) Emanuelsson BM, Persson J, Sandin S, et al. Intraindividual and interindividual variability in the disposition of the local anesthetic ropivacaine in healthy subjects. Therapeutic Drug Monitoring 1997 ; 19 : 126-31.
45) Fawcett JP, Kennedy JM, Kumar A, et al. Comparative efficacy and pharmacokinetics of racemic bupivacaine and *S*-bupivacaine in third molar surgery. Journal of Pharmacy & Pharmaceutical Sciences 2002 ; 5 : 199-204.
46) Feldman HS. Toxicity of local anesthetic agents. In, Rice SA, Fish KJ (eds). Anesthetic toxicity. New York : Raven Press ; 1994. p. 107-33.
47) Franqueza L, Longobardo M, Vicente J, et al. Molecular determinants of stereoselective bupivacaine block of hkv 1.5 channels. Circulation Research

1997 ; 81 : 1053-64.
48) Friberger P, Åberg G. Some physiochemical properties of the racemates and the optically active isomers of two local anaesthetic compounds. Acta Pharmaceutica Suecica 1971 ; 8 : 361-4.
49) Gonzalez T, Arias C, Caballero R, et al. Effects of levobupivacaine, ropivacaine and bupivacaine on HERG channels : stereoselective bupivacaine block. British Journal of Pharmacology 2002 ; 137 : 1269-79.
50) Graf BM, Abraham I, Eberbach N, et al. Differences in cardiotoxicity of bupivacaine and ropivacaine are the result of physicochemical and stereoselective properties. Anesthesiology 2002 ; 96 : 1427-34.
51) Graf BM, Martin E, Bosnjak ZJ, et al. Stereospecific effect of bupivacaine isomers on atrioventricular conduction in the isolated perfused guinea pig heart. Anesthesiology 1997 ; 86 : 410-9.
52) Groban L, Deal DD, Vernon JC, et al. Does local anesthetic stereoselectivity or structure predict myocardial depression in anesthetized canines? Regional Anesthesia and Pain Medicine 2002 ; 27 : 460-8.
53) Groban L. Central nervous system and cardiac effects from long-acting amide local anesthetic toxicity in the intact animal model. Regional Anesthesia and Pain Medicine 2003 ; 28 : 3-11.
54) Groen K, Mantel M, Zeijlmans PW, et al. Pharmacokinetics of the enantiomers of bupivacaine and mepivacaine after epidural administration of the racemates. Anesthesia & Analgesia 1998 ; 86 : 361-6.
55) Grouls RJ, Ackerman EW, Korsten HH, et al. Partition coefficients (n-octanol/water) of N-butyl-p-aminobenzoate and other local anesthetics measured by reversed-phase high-performance liquid chromatography. Journal of Chromatography B, Biomedical Sciences & Applications 1997 ; 694 : 421-5.
56) Grouls RJ, Korsten EH, Hellebrekers L J, et al. Calculation of the permeability coefficient should take into account the fact that most drugs are weak electrolytes. Anesthesiology 2001 ; 95 : 1300-1.
57) Gu XQ, Fryirs B, Mather LE. High-performance liquid chromatographic separation and nanogram quantitation of bupivacaine enantiomers in blood. Journal of Chromatography. B, Biomedical Sciences & Applications 1998 ; 719 : 135-40.
58) Guinet P, Estebe JP, Ratajczak-Enselme M, et al. Electrocardiographic and hemodynamic effects of intravenous infusion of bupivacaine, ropivacaine, levobupivacaine, and lidocaine in anesthetized ewes. Regional Anesthesia & Pain Medicine 2009 ; 34 : 17-23.
59) Heavner JE. Cardiac dysrhythmias induced by infusion of local anesthetics into the lateral cerebral ventricle of cats. Anesthesia & Analgesia 1986 ; 65 :

133-8.
60) Heavner JE. Cardiac toxicity of local anesthetics in the intact isolated heart model : a review. Regional Anesthesia and Pain Medicine 2002 ; 27 : 545-55.
61) Hirota K, Browne T, Appadu BL, et al. Do local anaesthetics interact with dihydropyridine binding sites on neuronal l-type Ca^{2+} channels. British Journal of Anaesthesia 1997 ; 78 : 185-8.
62) Hodson M, Gajraj R, Scott NB. A comparison of the antibacterial activity of levobupivacaine vs. bupivacaine : an *in vitro* study with bacteria implicated in epidural infection. Anaesthesia 1999 ; 54 : 699-702.
63) Huang YF, Pryor ME, Mather LE, et al. Cardiovascular and central nervous system effects of intravenous levobupivacaine and bupivacaine in sheep. Anesthesia & Analgesia 1998 ; 86 : 797-804.
64) Ibarra MCA, Ichihara Y, Hikita M, et al. Effect of bupivacaine enantiomers on Ca^{2+} release from sarcoplasmic reticulum in skeletal muscle. European Journal of Pharmacology 2005 ; 512 : 77-83.
65) Iida H, Watanabe Y, Dohi S, et al. Direct effects of ropivacaine and bupivacaine on spinal pial vessels in canine - assessment with closed spinal window technique. Anesthesiology 1997 ; 87 : 75-81.
66) Iida H, Ohata H, Iida M, et al. The differential effects of stereoisomers of ropivacaine and bupivacaine on cerebral pial arterioles in dogs. Anesthesia & Analgesia 2001 ; 93 : 1552-6.
67) Ingelmo P, Frawley G, Astuto M, et al. Gullo A Relative analgesic potencies of levobupivacaine and ropivacaine for caudal anesthesia in children. Anesthesia & Analgesia 2009 ; 108 : 805-13.
68) Kanai Y, Tateyama S, Nakamura T, et al. Effects of levobupivacaine, bupivacaine, and ropivacaine on tail-flick response and motor function in rats following epidural or intrathecal administration. Regional Anesthesia and Pain Medicine 1999 ; 24 : 444-52.
69) Kanai Y, Katsuki H, Takasaki M. Comparisons of the anesthetic potency and intracellular concentrations of $S(-)$ and $R(+)$ bupivacaine and ropivacaine in crayfish giant axon *in vitro*. Anesthesia & Analgesia 2000 ; 90 : 415-20.
70) Kashimoto S, Kume M, Kumazawa T. Functional and metabolic effects of bupivacaine and lignocaine in the rat heart-lung preparation. British Journal of Anaesthesia 1990 ; 65 : 521-6.
71) Kawano T, Oshita S, Takahashi A, et al. Molecular mechanisms of the inhibitory effects of bupivacaine, levobupivacaine, and ropivacaine on sarcolemmal adenosine triphosphate-sensitive potassium channels in the cardiovascular system. Anesthesiology 2004 ; 101 : 390-8.
72) Kindler CH, Paul M, Zou H, et al. Amide local anesthetics potently inhibit the

human tandem pore domain background K⁺ channel TASK-2(KCNK5). Journal of Pharmacology & Experimental Therapeutics 2003；306：84-92.
73) Knudsen K, Beckman Suurkula M, Blomberg S, et al. Central nervous and cardiovascular effects of i.v. infusions of ropivacaine, bupivacaine and placebo in volunteers. British Journal of Anaesthesia 1997；78：507-14.
74) Koch T, Fichtner A, Schwemmer U, et al. Levobupivacaine for epidural anaesthesia and postoperative analgesia in hip surgery：a multi-center efficacy and safety equivalence study with bupivacaine and ropivacaine. Anaesthesist 2008；57：475-82.
75) Kopacz DJ, Helman JD, Nussbaum CE, et al. A comparison of epidural levobupivacaine 0.5% with or without epinephrine for lumbar spine surgery. Anesthesia & Analgesia 2001；93：755-60.
76) Lacassie HJ, Columb MO, Lacassie HP, et al. The relative motor blocking potencies of epidural bupivacaine and ropivacaine in labor. Anesthesia & Analgesia 2002；95：204-8.
77) Lacassie HJ, Columb MO. The relative motor blocking potencies of bupivacaine and levobupivacaine in labor. Anesthesia & Analgesia 2003；97：1509-13.
78) Ladd LA, Chang DH, Wilson KA, et al. Effects of CNS site-directed carotid arterial infusions of bupivacaine, levobupivacaine, and ropivacaine in sheep. Anesthesiology 2002；97：418-28.
79) Langerman L, Basinath M, Grant GJ. The partition coefficient as a predictor of local anesthetic potency for spinal anesthesia：evaluation of five local anesthetics in a mouse model. Anesthesia & Analgesia 1994；79：490-4.
80) Langston M, Dyer UC, Frampton GAC, et al. Racemisation of R-bupivacaine：a key factor in the integrated and economic process for the production of levobupivacaine. Organic Process Research & Development 2000；4：530-3.
81) Lee A, Fagan D, Lamont M, et al. Disposition kinetics of ropivacaine in humans. Anesthesia & Analgesia 1989；69：736-8.
82) Lee-Son S, Wang GK, Concus A, et al. Stereoselective inhibition of neuronal sodium channels by local anesthetics. Evidence for two sites of action? Anesthesiology 1992；77：324-35.
83) Lloyd B. The chemical structure and nomenclature of the local anaesthetics. British Journal of Anaesthesia 1955；27：286-90.
84) Löfström B. Aspects of the pharmacology of local anaesthetic agents. British Journal of Anaesthesia 1970；42：194-206.
85) Longobardo M, Delpon E, Caballero R, et al. Structural determinants of potency and stereoselective block of hKv 1.5 channels induced by local anesthetics. Molecular Pharmacology 1998；54：162-9.

86) Luduena FP, Bogado EF, Tullar BF. Optical isomers of mepivacaine and bupivacaine. Archives internationale de pharmacodynamiques et de thérapie 1972；200：359-66.
87) Luduena FP. Duration of local anaesthesia. Annual Reviews of Pharmacology 1969；9：503-20.
88) Lyons G, Columb MO, Wilson RC, et al. Extradural pain relief in labour：relative potencies of levobupivacaine and racemic bupivacaine. British Journal of Anaesthesia 1998；81：899-901.
89) Mather LE, Chang DH. Cardiotoxicity with modern local anaesthetics：is there a safer choice? Drugs 2001；61：333-42.
90) Mather LE, Copeland SE, Ladd LA. Acute toxicity of local anesthetics：underlying pharmacokinetic and pharmacodynamic concepts. Regional Anesthesia & Pain Medicine 2005；30：553-66.
91) Mather LE, Huang YF, Veering B, et al. Systemic and regional pharmacokinetics of levobupivacaine and bupivacaine enantiomers in sheep. Anesthesia & Analgesia 1998；86：805-11.
92) Mather LE, Long G, Thomas J. The intravenous toxicity and clearance of bupivacaine in man. Clinical Pharmacology & Therapeutics 1971；12：943-53.
93) Mather LE, McCall P, McNicol PL. Bupivacaine enantiomer pharmacokinetics after intercostal neural blockade in liver transplantation patients. Anesthesia & Analgesia 1995；80：328-35.
94) Mather LE, Rutten AJ, Plummer JL. Pharmacokinetics of bupivacaine enantiomers in sheep-influence of dosage regimen and study design. Journal of Pharmacokinetics & Biopharmaceutics 1994；22：481-98.
95) Mather LE, Thomas J. Bupivacaine binding to plasma protein fractions. Journal of Pharmacy and Pharmacology 1978；30：653-5.
96) Mather LE, Tucker GT, Murphy TM, et al. Cardiovascular, central nervous system effect of long acting local anaesthetics in man. Anaesthesia & Intensive Care 1979；7：215-21.
97) Mather LE. Disposition of mepivacaine and bupivacaine enantiomers in sheep. British Journal of Anaesthesia 1991；67：239-46.
98) Mazoit JX, Boico O, Samii K. Myocardial uptake of bupivacaine：II. Pharmacokinetics and pharmacodynamics of bupivacaine enantiomers in the isolated perfused rabbit heart. Anesthesia & Analgesia 1993；77：477-82.
99) Mazoit JX, Decaux A, Bouaziz H, et al. Comparative ventricular electrophysiologic effect of racemic bupivacaine, levobupivacaine, and ropivacaine on the isolated rabbit heart. Anesthesiology 2000；93：784-92.
100) Mazoit JX, Le Guen R, Beloeil H, et al. Binding of long-lasting local anesthetics

to lipid emulsions. Anesthesiology 2009 ; 110 : 380-6.
101) Mazoit JX, Cao LS, Samii K. Binding of bupivacaine to human serum proteins, isolated albumin and isolated alpha-1-acid glycoprotein. Differences between the two enantiomers are partly due to cooperativity. Journal of Pharmacology & Experimental Therapeutics 1996 ; 276 : 109-15.
102) McDonald SB. Hyperbaric spinal ropivacaine : a comparison to bupivacaine in volunteers. Anesthesiology 1999 ; 90 : 971-7.
103) McLeod GA, Burke D. Levobupivacaine. Anaesthesia 2001 ; 56 : 331-41.
104) Mizogami M, Tsuchiya H, Ueno T, et al. Stereospecific interaction of bupivacaine enantiomers with lipid membranes. Regional Anesthesia & Pain Medicine 2008 ; 33 : 304-11.
105) Morrison SG, Dominguez JJ, Frascarolo P, et al. A comparison of the electrocardiographic cardiotoxic effects of racemic bupivacaine, levobupivacaine, and ropivacaine in anesthetized swine. Anesthesia & Analgesia 2000 ; 90 : 1308-14.
106) Muguruma T, Sakura S, Kirihara Y, et al. Comparative somatic and visceral antinociception and neurotoxicity of intrathecal bupivacaine, levobupivacaine, and dextrobupivacaine in rats. Anesthesiology 2006 ; 104 : 1249-56.
107) Mulroy MF. Systemic toxicity and cardiotoxicity from local anesthetics : incidence and preventive measures. Regional Anesthesia and Pain Medicine 2002 ; 27 : 556-61.
108) Nancarrow C, Rutten AJ, Runciman WB, et al. Myocardial and cerebral drug concentrations and the mechanisms of death after fatal intravenous doses of lidocaine, bupivacaine, and ropivacaine in the sheep. Anesthesia & Analgesia 1989 ; 69 : 276-83.
109) Nau C, Wang SY, Strichartz GR, et al. Block of human heart hH1 sodium channels by the enantiomers of bupivacaine. Anesthesiology 2000 ; 93 : 1022-33.
110) Nau C, Wang SY, Strichartz GR, et al. Point mutations at N434 in D1-S6 of mu1 Na(+) channels modulate binding affinity and stereoselectivity of local anesthetic enantiomers. Molecular Pharmacology 1999 ; 56 : 404-13.
111) Nau C, Wang SY, Wang GK. Point mutations at L1280 in Nav1.4 channel D3-S6 modulate binding affinity and stereoselectivity of bupivacaine enantiomers. Molecular Pharmacology 2003 ; 63 : 1398-406.
112) Newton DJ, McLeod GA, Khan F, et al. Vasoactive characteristics of bupivacaine and levobupivacaine with and without adjuvant epinephrine in peripheral human skin. British Journal of Anaesthesia 2005 ; 94 : 662-7.
113) Newton DJ, McLeod GA, Khan F, et al. The effect of adjuvant epinephrine

concentration on the vasoactivity of the local anesthetics bupivacaine and levobupivacaine in human skin. Regional Anesthesia & Pain Medicine 2004 ; 29 : 307-11.
114) Ohmura S, Sugano A, Kawada M, et al. Pulmonary uptake of ropivacaine and levobupivacaine in rabbits. Anesthesia & Analgesia 2003 ; 97 : 893-7.
115) Ohmura S, Kawada M, Ohta T, et al. Systemic toxicity and resuscitation in bupivacaine-, levobupivacaine-, or ropivacaine-infused rats. Anesthesia & Analgesia 2001 ; 93 : 743-8.
116) Olofsen E, Burm AG, Simon MJ, et al. Population pharmacokinetic-pharmacodynamic modeling of epidural anesthesia. Anesthesiology 2008 ; 109 : 664-74.
117) Papini O, Mathes AC, Cunha SP, et al. Stereoselectivity in the placental transfer and kinetic disposition of racemic bupivacaine administered to parturients with or without a vasoconstrictor. Chirality 2004 ; 16 : 65-71.
118) Pickering AE, Waki H, Headley PM, et al. Investigation of systemic bupivacaine toxicity using the *in situ* perfused working heart-brainstem preparation of the rat. Anesthesiology 2002 ; 97 : 1550-6.
119) Pirotta D, Sprigge J. Convulsions following axillary brachial plexus blockade with levobupivacaine. Anaesthesia 2002 ; 57 : 1187-9.
120) Plowman AN, Bolsin S, Mather LE. Central nervous system toxicity attributable to epidural ropivacaine hydrochloride. Anaesthesia & Intensive Care 1998 ; 26 : 204-6.
121) Polley LS, Columb MO, Naughton NN, et al. Relative analgesic potencies of levobupivacaine and ropivacaine for epidural analgesia in labor. Anesthesiology 2003 ; 99 : 1354-8.
122) Polley LS, Columb MO, Naughton NN, et al. Effect of epidural epinephrine on the minimum local analgesic concentration of epidural bupivacaine in labor. Anesthesiology 2002 ; 96 : 1123-8.
123) Polley LS, Columb MO, Naughton NN, et al. Relative analgesic potencies of ropivacaine and bupivacaine for epidural analgesia in labor : implications for therapeutic indexes. Anesthesiology 1999 ; 90 : 944-50.
124) Punke MA, Friederich P. Lipophilic and stereospecific interactions of amino-amide local anesthetics with human Kv 1.1 channels. Anesthesiology 2008 ; 109 : 895-904.
125) Rosenberg PH, Kytta J, Alila A. Uptake of bupivacaine, etidocaine, lignocaine and ropivacaine in *n*-heptane, rat sciatic nerve and human epidural and subcutaneous fat. British Journal of Anaesthesia 1986 ; 58 : 310-4.
126) Rosenberg PH, Veering BT, Urmey WF. Maximum recommended doses of local anesthetics : a multifactorial concept. Regional Anesthesia and Pain

Medicine 2004 ; 29 : 564-75.
127) Royse CF, Royse AG. The myocardial and vascular effects of bupivacaine, levobupivacaine, and ropivacaine using pressure volume loops. Anesthesia & Analgesia 2005 ; 101 : 679-87.
128) Rutten AJ, Mather LE, McLean CF. Cardiovascular effects and regional clearances of i.v. bupivacaine in sheep : enantiomeric analysis. British Journal of Anaesthesia 1991 ; 67 : 247-56.
129) Rutten AJ, Mather LE, McLean CF, et al. Tissue distribution of bupivacaine enantiomers in sheep. Chirality 1993 ; 5 : 485-91.
130) Rutten AJ, Mather LE, Plummer JL, et al. Postoperative course of plasma protein binding of lignocaine, ropivacaine and bupivacaine in sheep. Journal of Pharmacy and Pharmacology 1992 ; 44 : 355-8.
131) Santos AC, DeArmas PI. Systemic toxicity of levobupivacaine, bupivacaine, and ropivacaine during continuous intravenous infusion to nonpregnant and pregnant ewes. Anesthesiology 2001 ; 95 : 1256-64.
132) Scott DB, Lee A, Fagan D, et al. Acute toxicity of ropivacaine compared with that of bupivacaine. Anesthesia & Analgesia 1989 ; 69 : 563-9.
133) Scott DB. Toxic effects of local anaesthetic agents on the central nervous system. British Journal of Anaesthesia 1986 ; 58 : 732-5.
134) Sell A, Olkkola KT, Jalonen J, et al. Isobaric bupivacaine via spinal catheter for hip replacement surgery : ED_{50} and ED_{95} dose determination. Acta Anaesthesiologica Scandinavica 2006 ; 50 : 217-21.
135) Sharrock NE, Mather LE, Go G, et al. Arterial and pulmonary arterial concentrations of the enantiomers of bupivacaine after epidural injection in elderly patients. Anesthesia & Analgesia 1998 ; 86 : 812-7.
136) Siebrands CC, Binder S, Eckhoff U, et al. Long QT 1 mutation KCNQ1A344V increases local anesthetic sensitivity of the slowly activating delayed rectifier potassium current. Anesthesiology 2006 ; 105 : 511-20.
137) Simon MJ, Veering BT, Stienstra R, et al. Effect of age on the clinical profile and systemic absorption and disposition of levobupivacaine after epidural administration. British Journal of Anaesthesia 2004 a ; 93 : 512-20.
138) Simon MJ, Veering BT, Stienstra R, et al. The systemic absorption and disposition of levobupivacaine 0.5% after epidural administration in surgical patients : a stable-isotope study. European Journal of Anaesthesiology 2004 b ; 21 : 460-70.
139) Simon MJ, Veering BT, Vletter AA, et al. The effect of age on the systemic absorption and systemic disposition of ropivacaine after epidural administration. Anesthesia & Analgesia 2006 ; 102 : 276-82.
140) Simpson D, Curran MP, Oldfield V, et al. Ropivacaine : a review of its use in

regional anaesthesia and acute pain management. Drugs 2005 ; 65 : 2675-717.
141) Sinnott CJ, Strichartz GR. Levobupivacaine versus ropivacaine for sciatic nerve block in the rat. Regional Anesthesia & Pain Medicine 2003 ; 28 : 294-303.
142) Smet I, Vlaminck E, Vercauteren M. Randomized controlled trial of patient-controlled epidural analgesia after orthopaedic surgery with sufentanil and ropivacaine 0.165% or levobupivacaine 0.125%. British Journal of Anaesthesia 2008 ; 100 : 99-103.
143) Stewart J, Kellett N, Castro D. The central nervous system and cardiovascular effects of levobupivacaine and ropivacaine in healthy volunteers. Anesthesia & Analgesia 2003 ; 97 : 412.
144) Stocks GM, Hallworth SP, Fernando R, et al. Minimum local analgesic dose of intrathecal bupivacaine in labor and the effect of intrathecal fentanyl. Anesthesiology 2001 ; 94 : 593-8.
145) Strichartz GR, Ritchie JM. The actions of local anesthetics on ion channels of excitable tissues. In, Strichartz GR (ed). Local Anesthetics, Handbook of Experimental Pharmacology. Vol 81. Berlin : Springer-Verlag ; 1987. p.21-52.
146) Strichartz GR, Sanchez V, Arthur GR, et al. Fundamental properties of local anesthetics. II. Measured octanol : buffer partition coefficients and pK_a values of clinically used drugs. Anesthesia & Analgesia 1990 ; 71 : 158-70.
147) Sztark F, Malgat M, Dabadie P, et al. Comparison of the effects of bupivacaine and ropivacaine on heart cell mitochondrial bioenergetics. Anesthesiology 1998 ; 88 : 1340-9.
148) Sztark F, Nouette-Gaulain K, Malgat M, et al. Absence of stereospecific effects of bupivacaine isomers on heart mitochondrial bioenergetics. Anesthesiology 2000 ; 93 : 456-62.
149) Taheri S, Cogswell LP 3rd, Gent A, et al. Hydrophobic and ionic factors in the binding of local anesthetics to the major variant of human alpha 1-acid glycoprotein. Journal of Pharmacology & Experimental Therapeutics 2003 : 304 : 71-80.
150) Tanaka K, Oda Y, Funao T, et al. Dexmedetomidine decreases the convulsive potency of bupivacaine and levobupivacaine in rats : involvement of alpha 2-adrenoceptor for controlling convulsions. Anesthesia & Analgesia 2005 ; 100 : 687-9.
151) Thomas RD, Behbehani MM, Coyle DE, et al. Cardiovascular toxicity of local anesthetics : an alternative hypothesis. Anesthesia & Analgesia 1986 ; 65 : 444-50.
152) Toutain PL, Bousquet-Melou A. Free drug fraction vs. free drug concentration : a matter of frequent confusion. Journal of Veterinary

Pharmacology & Therapeutics 2002 ; 25 : 460-3.
153) Tucker GT, Boyes RN, Bridenbaugh PO, et al. Binding of anilide-type local anesthetics in human plasma. I. Relationships between binding, physicochemical properties, and anesthetic activity. Anesthesiology 1970 ; 33 : 287-303.
154) Tucker GT. Is plasma binding of local anesthetics important? Acta Anaesthesiologica Belgica 1988 ; 39 : 147-50.
155) Tucker GT, Mather LE. Pharmacology of local anaesthetic agents. Pharmacokinetics of local anaesthetic agents. British Journal of Anaesthesia 1975 ; 47 suppl : 213-24.
156) Ueta K, Sugimoto M, Suzuki T, et al. *In vitro* antagonism of recombinant ligand-gated ion-channel receptors by stereospecific enantiomers of bupivacaine. Regional Anesthesia & Pain Medicine 2006 ; 31 : 19-25.
157) Valenzuela C, Delpon E, Tamkun MM, et al. Stereoselective block of a human cardiac potassium channel (Kv 1.5) by bupivacaine enantiomers. Biophysical Journal 1995 a ; 69 : 418-27.
158) Valenzuela C, Snyders DJ, Bennett PB, et al. Stereoselective block of cardiac sodium channels by bupivacaine in guineapig ventricular myocytes. Circulation 1995 b ; 92 : 3014-24.
159) Van de Velde M, Dreelinck R, Dubois J, et al. Determination of the full dose-response relation of intrathecal bupivacaine, levobupivacaine, and ropivacaine, combined with sufentanil, for labor analgesia. Anesthesiology 2007 ; 106 : 149-56.
160) Vanhoutte F, Vereecke J, Verbeke N, et al. Stereoselective effects of the enantiomers of bupivacaine on the electrophysiological properties of the guinea-pig papillary muscle. British Journal of Pharmacology 1991 ; 103 : 1275-81.
161) Veering BT, Burm AG, Feyen HM, et al. Pharmacokinetics of bupivacaine during postoperative epidural infusion : enantioselectivity and role of protein binding. Anesthesiology 2002 ; 96 : 1062-9.
162) Veering BT, Burm AG, Vletter AA, et al. The effect of age on the systemic absorption, disposition and pharmacodynamics of bupivacaine after epidural administration. Clinical Pharmacokinetics 1992 ; 22 : 75-84.
163) Vladimirov M, Nau C, Mok WM, et al. Potency of bupivacaine stereoisomers tested *in vitro* and *in vivo* : biochemical, electrophysiological, and neurobehavioral studies. Anesthesiology 2000 ; 93 : 744-55.
164) Wang RD, Dangler LA, Greengrass RA. Update on ropivacaine. Expert Opinion on Pharmacotherapy 2001 ; 2 : 2051-63.
165) Welters ID, Menzebach A, Langefeld TW, et al. Inhibitory effects of S-(−) and

R-(+) bupivacaine on neutrophil function. Acta Anaesthesiologica Scandinavica 2001 ; 45 : 570-5.
166) White PF. Continuous infusion of 0.5% bupivacaine for local analgesia : what are "toxic" blood levels? Regional Anesthesia and Pain Medicine 2006 ; 31 : 184-5.
167) Zapata-Sudo G, Trachez MM, Sudo RT, et al. Is comparative cardiotoxicity of $S(-)$ and $R(+)$ bupivacaine related to enantiomer-selective inhibition of L-type $Ca^{(2+)}$ channels? Anesthesia & Analgesia 2001 ; 92 : 496-501.
168) Zink W, Graf BM. The toxicity of local anesthetics : the place of ropivacaine and levobupivacaine. Current Opinion in Anaesthesiology 2008 ; 21 : 645-50.

〔Laurence E. Mather (訳:山田　德洪,森　　隆,浅田　章)〕

第2章 生理学の立場から光学異性体の末梢神経（後根神経節細胞）への作用の違い

はじめに

　レボブピバカインとその光学異性体は，末梢神経に対する遮断能が異なることを述べる。レボブピバカインは痛みを伝えるAδ線維とC線維の興奮伝導に強い抑制作用を示すが，触や圧覚を伝えるAα/β線維への抑制作用は弱い。一方，その光学異性体はどの線維も区別なく抑制作用を示す。このレボブピバカインの痛みの選択的な遮断作用は，Aα/β線維に発現する電位依存性Naチャネルに対するレボブピバカインの抑制作用が光学異性体に比して弱いことに起因する。すなわち，レボブピバカインと光学異性体は，脂溶性，pK_a，タンパク結合率などの物性は同じであるため，官能基の立体配置の違いがイオンチャネルに対する抑制能に違いを生じることを意味する。本章では，レボブピバカインの構造，末梢神経を介した感覚伝達機構などを述べ，次いで，実験動物から得られたレボブピバカインと光学異性体の遮断能の違いを紹介する。

（1）レボブピバカインの構造と光学異性体

　レボブピバカインはアミド型の局所麻酔薬であり，その構造は疎水性の芳香族残基と親水性のアミノ基がアミド結合したものである（図1-a）。リドカイン，メピバカイン，ロピバカイン，ブピバカインも同様の基本骨格をもつ。レボブピバカインのアミノ基の炭素は異なる4つの官能基が結合する炭素，すなわち，不斉炭素（あるいはキラル中心と呼ぶ，図中＊印）であり，空間的な原子の配置が異なるもう一つの分子，異性体が存在する。簡単な構造をもつ不斉炭素を例に示すと，図1-bに示すように鏡像関係にある2つの分子は対掌体（エナンチオマー）と呼ばれ，構成する原子間の結合様式は同じであるが官能基の立体配置が異なる。この立体配置の違いを表すために，キラル中心に結合する官能基（分子）を大きさ順に優先順位を付け，最下位の官能基をキラル中心の奥に，手前に上位3つの官能基を置く。最下位の官能基の反対から（図1-b中では鏡面から）キラル中心を通して眺め，上位3つの原子の順位が時計まわりに並んでいるものを*R*（rectus，右の意味）体，反時計まわりに並んでいるものを*S*（sinister，左の意味）体と呼ぶ。また，

(a)

デクスブピバカイン
〔R (+) ブピバカイン〕

レボブピバカイン
〔S (−) ブピバカイン〕

アミド結合　　＊：不斉炭素

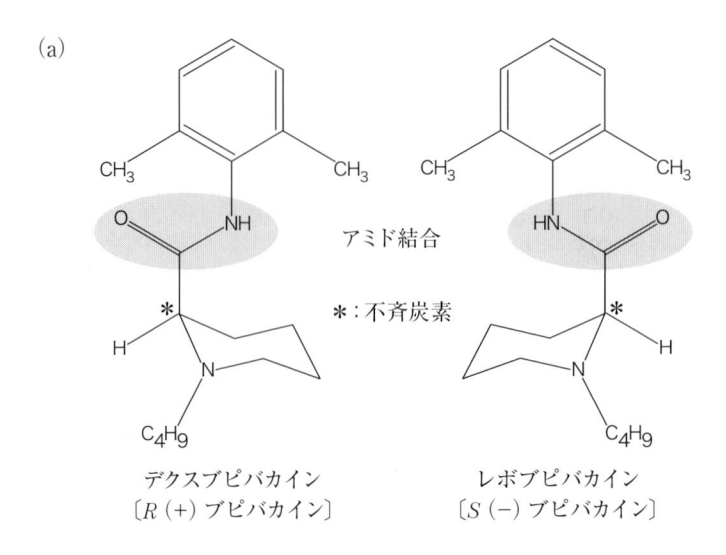

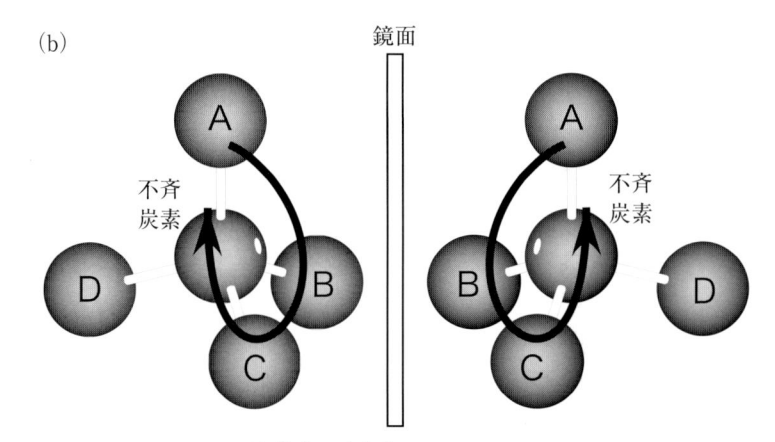

(b)

鏡面

官能基の大きさ：A>B>C>D

不斉炭素に結合する官能基の
鏡面から見た立体配置

右まわり (R体)

不斉炭素に結合する官能基の
鏡面から見た立体配置

左まわり (S体)

図1　レボブピバカインと光学異性体の構造

(a) レボブピバカインとその光学異性体の構造。(b) 鏡面を介した対掌体と不斉炭素に結合する官能基の立体配置の違い。立体配置の違いはR体あるいはS体で示す。

異性体は光の透過性にも差がある。すなわち，平面偏光を透過させた際に偏光が回転する向きが異性体同士で反対となる。偏光面を時計まわり(右)に回転させるものを右旋性(dextrorotatory, 便宜的には＋)，反時計まわり(左)に回転させるものを左旋性(levorotatory, 便宜的には－)と呼ぶ。レボブピバカインの立体配置は S，光学的性質は(－)，すなわち S(－)体である。その異性体は R(＋)体，デクスブピバカイン〔R(＋)ブピバカイン〕となる。S(－)体と R(＋)体が等量混合したもの(ラセミ体)がブピバカインである。

異性体は鏡像の性質(官能基の立体配置)のみが異なり，融点，沸点，通常の溶媒への溶解度などの物性はまったく同じである。したがって，局所麻酔薬として重要な物性である pK_a，脂溶性(分配係数)，タンパク結合率も同じである。事実，レボブピバカインとその光学異性体である R(＋)体，ラセミ体のブピバカインの pK_a，脂溶性，タンパク結合率は同じである。しかしながら，鏡像関係にある官能基の立体配置の違いは，実は生理活性に大きな影響を及ぼす。なじみやすいものから例示すると，L-グルタミン酸はうま味を呈するが，D-グルタミン酸は苦みを呈する(D, L 表記は Fischer 投影式で示す異性体の別の表記法)。乳酸脱水素酵素は(＋)乳酸をピルビン酸に酸化できるが，その光学異性体である(－)乳酸は酸化できない。(－)アドレナリンは強心剤であるが(＋)の光学異性体は効き目がない。これは生体内において相手となる受容体や酵素もキラルな分子であるため，生理活性に違いが生じるからだと考えられている。レボブピバカインをはじめロピバカインなどのアミド型局所麻酔薬でも，S(－)体の心毒性が弱いことが知られている。さらに，後述するようにレボブピバカインは末梢神経における痛覚伝達遮断能においても，光学異性体であるデクスブピバカイン〔R(＋)ブピバカイン〕に比して選択的な遮断効果をもつことが実験動物で示された。まず末梢神経における感覚の伝達を述べてから，その遮断効果をみてみよう。

(2) 末梢神経(後根神経節細胞)における痛みや非侵害性情報の伝達

組織の痛み，あるいは非侵害性の触などの感覚情報は末梢神経を介して脊髄などの中枢に運ばれる。末梢神経の細胞体は四肢や体幹部から感覚を伝えるものは後根神経節に，頭部や顔面の感覚を伝えるものは三叉神経節に存在し，そこから軸索(線維)を四肢や頭部などの末梢組織へ，また脊髄や延髄へと両側性に延ばしている。これらの神経は感覚第一次ニューロンと呼ばれ，末梢組織に感覚刺激が加えられると活動電位が発生し，軸索上を活動電位が伝播して痛みや触などの感覚情報が脊髄や延髄へ伝わる。

末梢神経は生理的特徴で分類され，活動電位を伝える速さ，伝導速度を指標に A α / β 線維(伝導速度：120〜40 m / s)，A δ 線維(伝導速度：40〜15 m / s)，C

線維(伝導速度：2.0〜0.5 m/s)の3種に分けられる。この中で痛みを伝える線維は伝導速度の遅い，Aδ線維とC線維である。Aδ線維は痛みの発現が早く局在の明瞭な鋭痛を，C線維は痛みの発現が遅く持続の長い鈍痛を運ぶ。Aα/β線維は触・圧覚などを伝える。伝導速度の違いは軸索の構造に起因する。まず，軸索の径は伝導速度に大きく影響する。Aα/β線維の直径は約20〜10μmであり，これに比して，Aδ線維は数μm，C線維のそれは1μm以下であり，痛みの線維はともに径が小さい。径が小さくなると軸索内の内部抵抗が高くなるため電線ケーブルとしての電気伝導性が低下し，軸索上に生じた興奮の長軸方向への減衰が大きくなる。したがって，興奮を遠くへ速く伝えることができず伝導速度が低下する。また，伝導速度は線維を取りまく絶縁性に依存する。Aα/β線維とAδ線維は有髄線維と呼ばれ，グリア細胞の一種であるシュワン細胞が一定区間の軸索を幾重にも覆って髄鞘を形成し，電気的に絶縁性の極めて高い部分を形成している。また，髄鞘の途切れるランビエ絞輪部で軸索膜が直接細胞外液に露出し，この絞輪部に電位依存性Naチャネルが高密度に発現する。また，活動電位を再分極する電位依存性Kチャネルも絞輪近接部に存在する。したがって，絞輪部で発生した活動電位は髄鞘部でほとんど減衰することなく次の絞輪部へ伝わり，活動電位は絞輪部から次の絞輪部へと飛ぶ，跳躍伝導を行う。そのため，径が小さく無髄のC線維に比べ，径が大きく，かつ，有髄のAα/β線維の伝導速度は飛躍的に速くなる。さて，ランビエの絞輪部における興奮，すなわち，活性化した電位依存性Naチャネルから流入する活動電流は，次の絞輪部の活動電位発生に最小限必要な電流の数倍の電流を発生することが知られている。この倍率を安全率と呼ぶ。安全率が高ければ，隣接の絞輪に活動電位が早く立ち上がり，伝導速度も速い。局所麻酔薬は絞輪部における電位依存性Naチャネルを閉鎖して安全率を低下させ，最終的には活動電位の伝導ブロックが起こる。無髄C線維では，局所麻酔薬のターゲットとなる電位依存性Naチャネルは軸索全体に分布する。

(3) 末梢神経に対するレボブピバカインの伝導遮断能

実験動物(ラット)後根神経節から記録した活動電位を示す。後根神経節を摘出し微小電極を後根神経節細胞に刺入して膜電位を記録する。軸索(後根)の一端を電気刺激すると，軸索上を伝播してきた活動電位が細胞体から記録できる。図2に示すように，後根神経節細胞は軸索径に比して細胞体も大きく，大型の細胞がAα/β線維である。一方，中型，小型の細胞がそれぞれAδ線維C線維である。Aα/β線維は伝導速度が速いため，電気刺激のタイミング(アーティファクト)から短い潜時で活動電位が細胞体から記録でき，Aδ線維とC線維，特にC線維は潜時の長い活動電位が記録される。これらの潜時と軸索(後根)の長さから求め

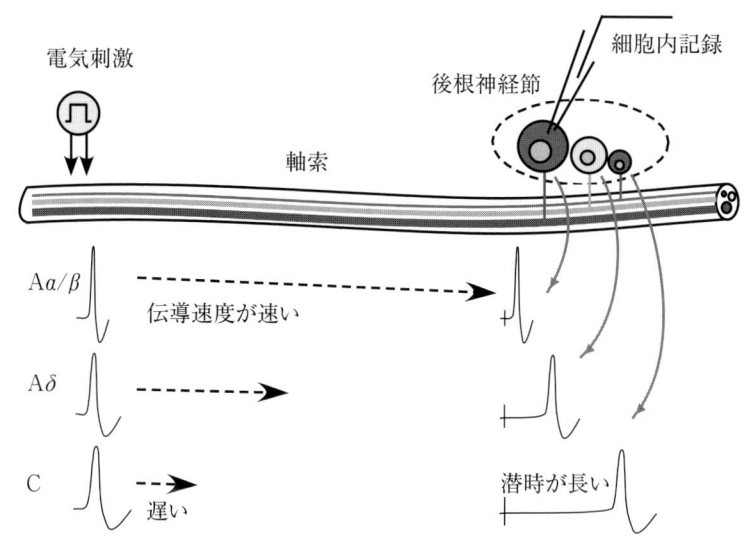

図2 後根神経節における活動電位の記録の模式図

　Aα/β線維の細胞体（後根神経節細胞）から記録すると，刺激のタイミングから潜時の短い活動電位が，Aδ線維およびC線維から記録すると，潜時の長い活動電位が記録される。潜時から求めた伝導速度と刺激域値を指標に末梢神経を3種に分類できる。

る伝導速度，および活動電位発生のための刺激域値（一般に小径の線維の刺激域値は高い）を指標に記録した線維を分類する[1]。レボブピバカインとその光学異性体である$R(+)$ブピバカインを投与し，Aα/β線維，Aδ線維およびC線維の活動電位に対する抑制作用を調べると，レボブピバカイン，$R(+)$ブピバカインともにC線維における活動電位の振幅を同程度に抑制した（**図3-a**）。一方，レボブピバカインはAα/β線維の活動電位に対しほとんど抑制作用を示さなかったが，同濃度の$R(+)$ブピバカインはAα/β線維の活動電位に対し著明な抑制作用を示した（**図3-b**）。したがって，レボブピバカインはAδ線維およびC線維に特異的な遮断能をもち，光学異性体である$R(+)$ブピバカインはAα/β線維，Aδ線維およびC線維のすべての末梢神経を区別なく遮断した[2]（**図4**）。

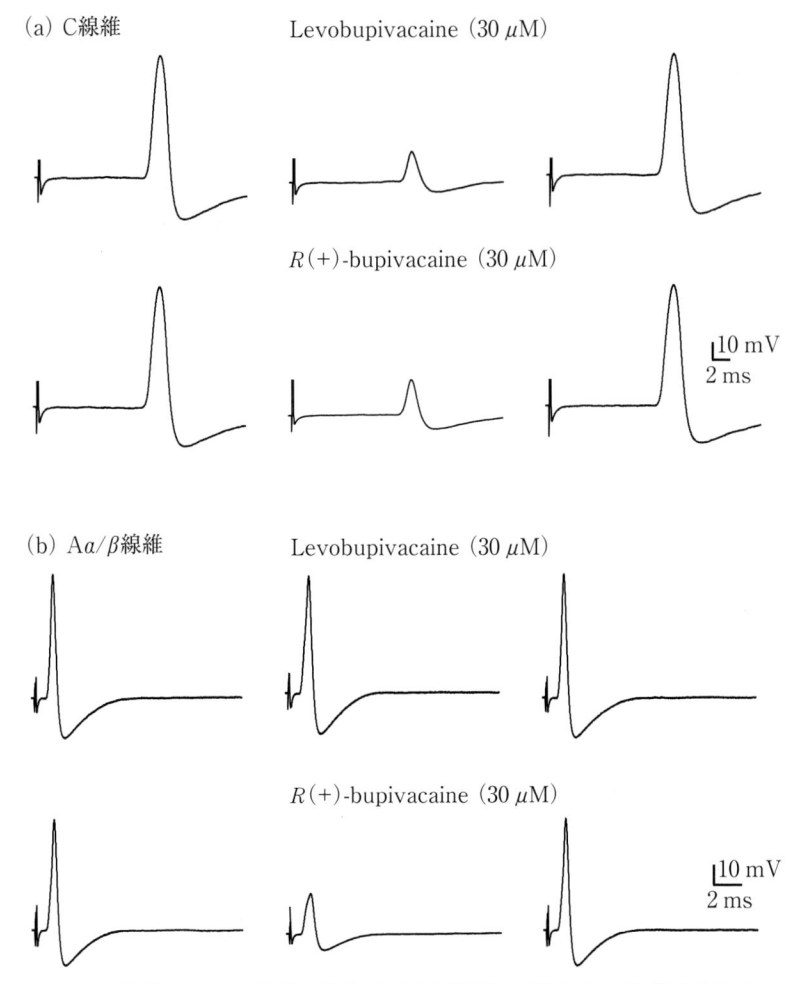

図3 C線維，Aα/β線維を伝播する活動電位に対するレボブピバカインとその光学異性体の抑制作用

(a)実験動物後根神経節細胞から記録したC線維の活動電位。レボブピバカイン，$R(+)$ブピバカインともに活動電位の振幅を著明に抑制した。(b)Aα/β線維の活動電位に対する抑制作用。レボブピバカインは抑制作用を示さなかったが，同濃度の$R(+)$ブピバカインは著明な抑制作用を示した。

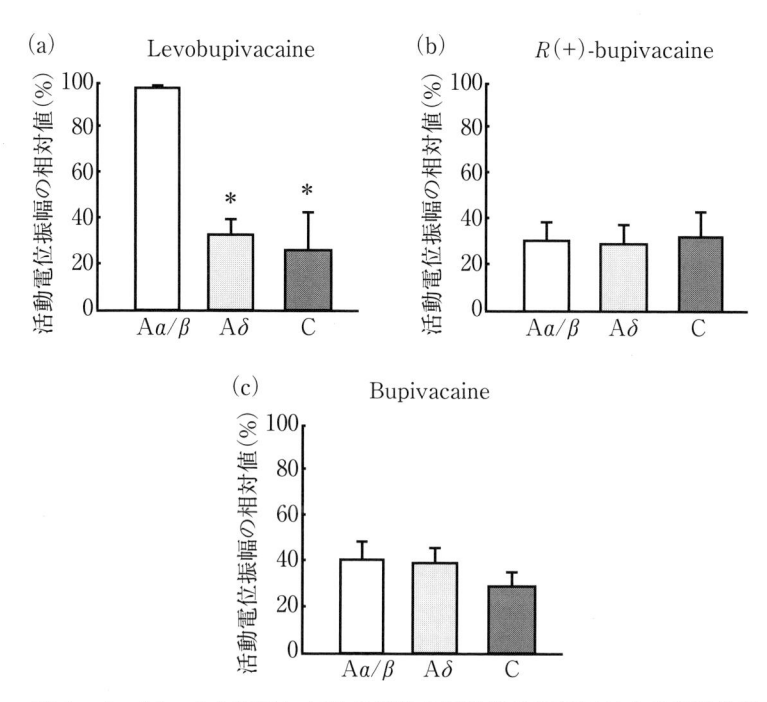

図4 Aα/β, Aδ線維およびC線維の活動電位振幅に対する抑制作用の比較

(a)レボブピバカインは痛みを伝えるAδ線維とC線維の活動電位を強く抑制し, Aα/β線維の活動電位は抑制しなかった。(b, c) $R(+)$ ブピバカイン, ブピバカインはどの線維に対しても, 区別なく抑制作用を示した。

(4) 後根神経節細胞を介した脊髄興奮性シナプス応答の分離遮断

　レボブピバカインは脊髄でどのような抑制作用を示すのだろうか？　末梢神経軸索上を伝播してきた活動電位は脊髄内の終末部に到達し, 最終的に神経伝達物質を放出して感覚情報を脊髄に伝える。脊髄後角の表層, 特に第II層の膠様質は, 痛みを伝えるAδ線維とC線維が密に投射する。一方, 触情報を運ぶAα/β線維は同側の脊髄後索を上行するものもあるが, 一部は脊髄後角の深層に投射する。これらの末梢神経は脊髄内終末部から神経伝達物質としてグルタミン酸を放出し, 後角細胞ではグルタミン酸受容体のイオンチャネル型受容体であるAMPA受容体が活性化されるため, 興奮性のシナプス応答が誘起される。したがって, 膠様質細胞にはAδ線維とC線維を介した興奮性のシナプス応答が, 深層細胞ではAα/β線維を介した興奮性シナプス応答が記録される(**図5**-a, b)[3]。

痛みを伝えるAδ線維とC線維の活動電位に選択的な遮断能を有したレボブピバカインは，中枢への痛みの入力も選択的に抑制しうるだろうか？ すなわち，C線維終末部からのグルタミン酸の放出量をも有効に抑制し，膠様質における興奮性のシナプス応答をも分離遮断することができるだろうか？ 実験動物から後根を付した脊髄スライス標本を作製し，膠様質細胞から記録を行い，後根を刺激すると潜時の異なる2種類の応答が記録できる．潜時の短いものはAδ線維を介

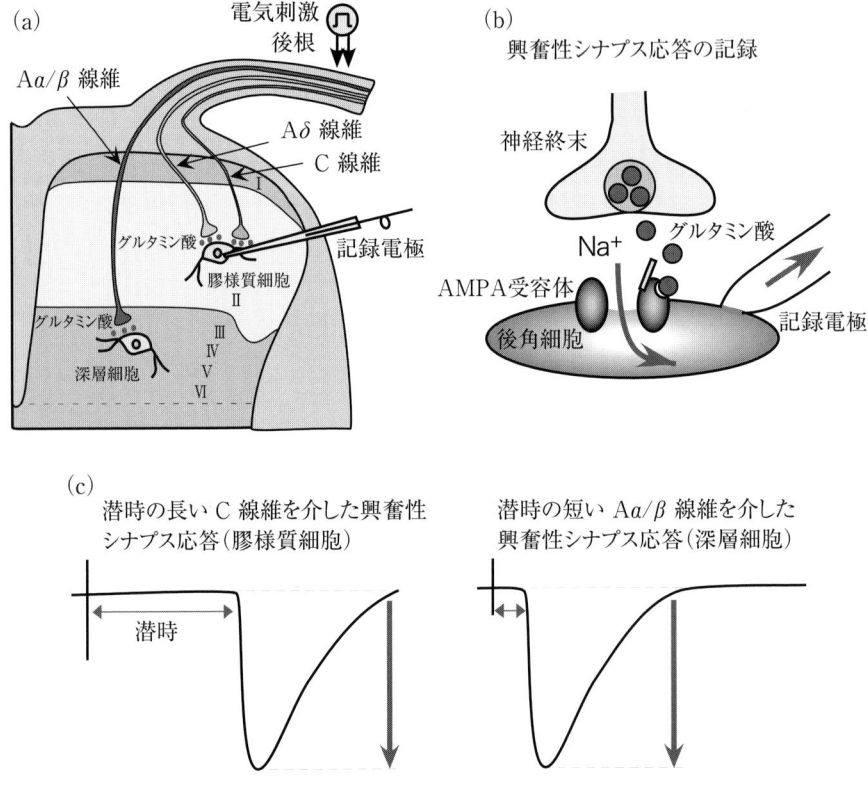

図5 脊髄スライス標本から記録される興奮性シナプス応答の模式図

(a)実験動物から後根を付した脊髄スライスを作製し，後根を電気刺激して脊髄後角の膠様質細胞あるいは深層細胞からシナプス応答を記録する．(b)Aα/β線維，Aδ線維およびC線維の脊髄内終末部に活動電位が到達すると，グルタミン酸が放出され，後角細胞にその受容体であるAMPA受容体を介する興奮性のシナプス後電流が誘起される．(c)脊髄後角表層の膠様質細胞には，潜時の長いC線維（あるいはAδ線維）を介した興奮性シナプス応答（後電流）が（左図），深層細胞には潜時の短いAα/β線維を介した興奮性シナプス応答が誘起される（右図）．

(a) C線維を介した興奮性シナプス電流　(b) Aα/β線維を介した興奮性シナプス電流

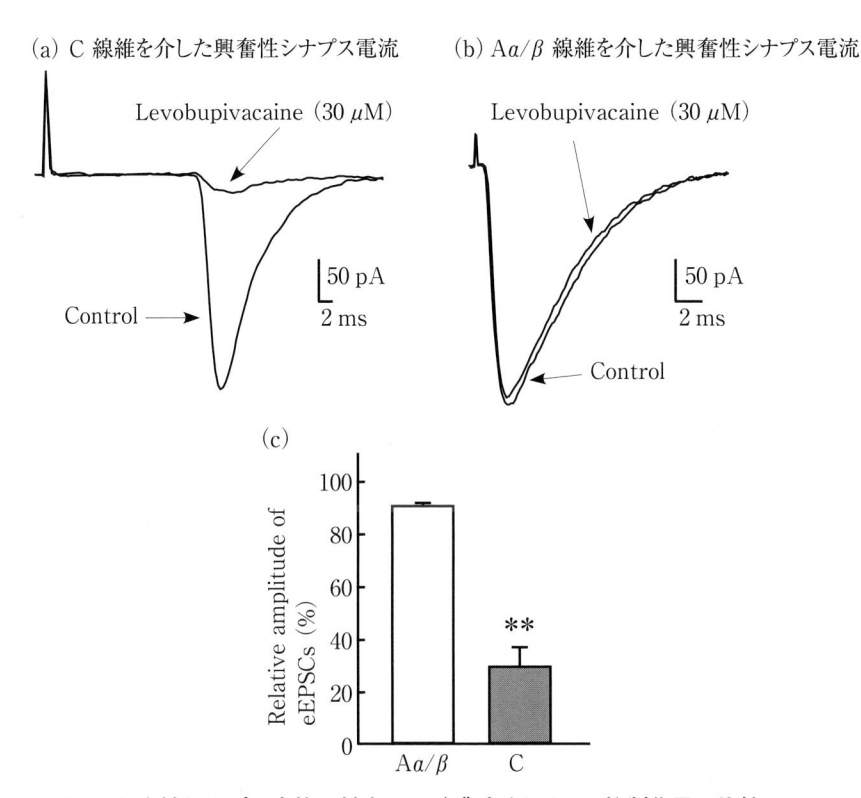

図6　興奮性シナプス応答に対するレボブピバカインの抑制作用の比較
(a)膠様質細胞に誘起されたC線維を介した興奮性シナプス電流の振幅はレボブピバカインによって抑制された。(b)一方，同濃度のレボブピバカインは深層細胞に誘起されたAα/β線維を介した興奮性シナプス電流の振幅をほとんど抑制しなかった。(c)レボブピバカインはC線維を介した興奮性シナプス電流の振幅を有意に抑制し，Aα/β線維を介した応答に抑制作用を示さなかった。

したものであり，潜時の長い(伝導速度が遅いため)ものはC線維を介したシナプス応答(**図5**-c, 左図)である。深層細胞から記録を行うと，潜時のさらに短い応答が記録(**図5**-c, 右図)でき，Aα/β線維を介したシナプス応答が記録できる。レボブピバカインを投与すると，レボブピバカインはC線維を介した興奮性シナプス応答の振幅を著明に抑制した。一方，同濃度のレボブピバカインはAα/β線維を介した興奮性シナプス応答の振幅に抑制作用を示さなかった。したがって，レボブピバカインは，痛みの線維における活動電位の振幅を選択的におさえ，かつ，脊髄膠様質に誘起された興奮性のシナプス応答をも選択的に抑制することが示された(**図6**, **図9**-a)。

(5) 電位依存性Naチャネルの抑制機構

　レボブピバカインが痛みの線維を選択的に抑制するメカニズムを考えるまえに，局所麻酔薬はどのようにして電位依存性Naチャネルに作用するのであろうか？　局所麻酔薬のターゲットである電位依存性Naチャネルの構造をみてみよう．その構造は1つの主サブユニット（α）と2つの副次サブユニット（β）から構成されている．αサブユニットは相同性のある4つのドメイン（I～IV）からな

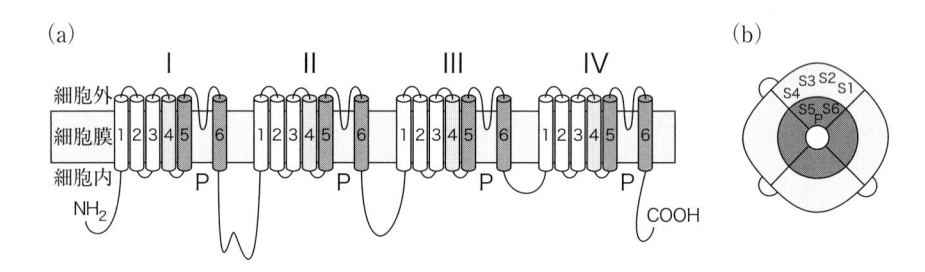

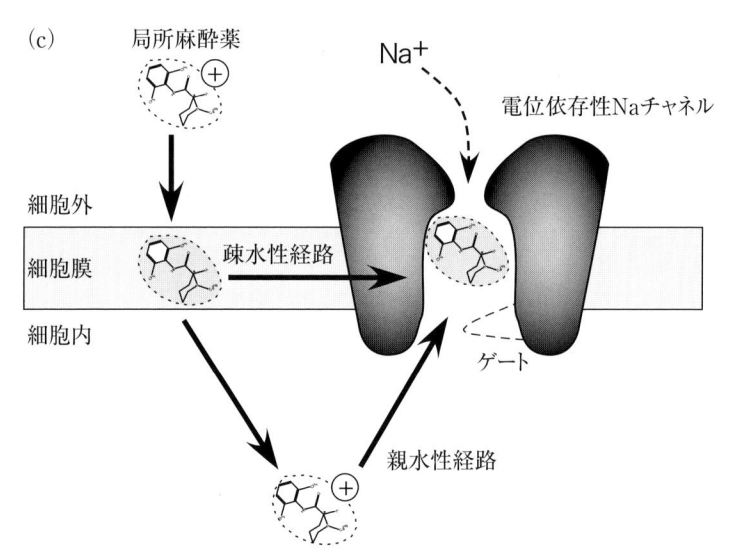

図7　電位依存性Naチャネルに対する局所麻酔薬の抑制の模式図

　(a)電位依存性Naチャネルの構造．I～IVの4つのドメインをもち，1つのドメインには6つの膜貫通セグメントがある．各ドメインのS5～S6間のP領域がチャネルポアの内面を形成する．(b)チャネルを上から見たもの．(c)局所麻酔薬の作用経路．局所麻酔薬は膜を通過していったん細胞内に入り，内側からチャネルが開いたときにポアに入って抑制作用を示す（親水性経路）．これに対して，膜から直接チャネルを抑制する疎水性経路がある．

り，各ドメインは6つの膜貫通セグメント(S1~6)から構成されている。S4セグメントが電位感受性をもち，Naイオンが通過するチャネルポアはS5とS6間のループ状のP領域によって形成され，この部位がイオン選択フィルタの役割を担っている(図7-a, b)。局所麻酔薬はチャネルポアの特定の部位に結合し，Naイオンの通過を阻止すると考えられている。電位依存性Naチャネルのαサブユニットは9種類(Nav 1.1~Nav 1.9)知られている。痛みを伝える末梢神経に特異的に発現している電位依存性NaチャネルはNav 1.7, Nav 1.8であり，このタイプの電位依存性Naチャネルはフグ毒であるテトロドトキシン(TTX)に感受性が低く，$1\mu M$のTTXでも抑制されない，いわゆるTTX非感受性の電位依存性Naチャネルである。ほかのタイプの電位依存性NaチャネルはnMレベルのTTXで抑制される，TTX感受性の電位依存性Naチャネルである。

局所麻酔薬は細胞外(つまり外側)から電位依存性Naチャネルを阻害するのではなく，いったん細胞膜を透過してチャネルポアの"内側前庭部"に結合する(図7-c)。したがって，局所麻酔薬がチャネルポアに到達する経路として，1)細胞膜に溶け込んだ局所麻酔薬がそのままチャネルポアに結合する疎水性経路と，2)細胞膜に溶け込んだのち，一端細胞内に入り，活性化して開いたチャネルの内側からポアに到達する親水性経路の2種があると考えられている。局所麻酔薬は水溶液中でイオン化型カチオン(陽イオン)と非イオン化型塩基に平衡している(この両者の比はpHに依存し，陽イオン型と塩基型の濃度が等しいときのpHを解離平衡定数といい，その逆対数をpK_aとして表す)。したがって，親水性経路では，非イオン化塩基の形で局所麻酔薬が細胞膜を通過し，細胞質内溶液中でイオン化して再び陽イオンとなり，開いたチャネルの内側から抑制する[4]。また，主に疎水性経路を介した抑制をtonicな抑制と呼ぶ。これは末梢神経の静止時あるいは活動電位の発生頻度が低く，興奮が十分に間隔の開いたときにみられる局所麻酔薬の抑制作用である。一方，use-dependent(phasic)と呼ばれる抑制は，主に親水性経路から開いたチャネルに作用する場合で，末梢神経に活動電位が高頻度で発生し，電位依存性Naチャネルが高頻度に開いたときに抑制作用が増強される。

(6) TTX感受性および非感受性電位依存性Naチャネルに対するレボブピバカインの抑制作用

上述のように，レボブピバカインは痛みを伝えるAδ線維とC線維を選択的に遮断し，Aα/β線維は遮断しなかった。一方，光学異性体の$R(+)$ブピバカインはAα/β線維，Aδ線維およびC線維を区別なく遮断した。このことは，α/β線維に対する遮断作用がレボブピバカインと$R(+)$ブピバカインで異なることを

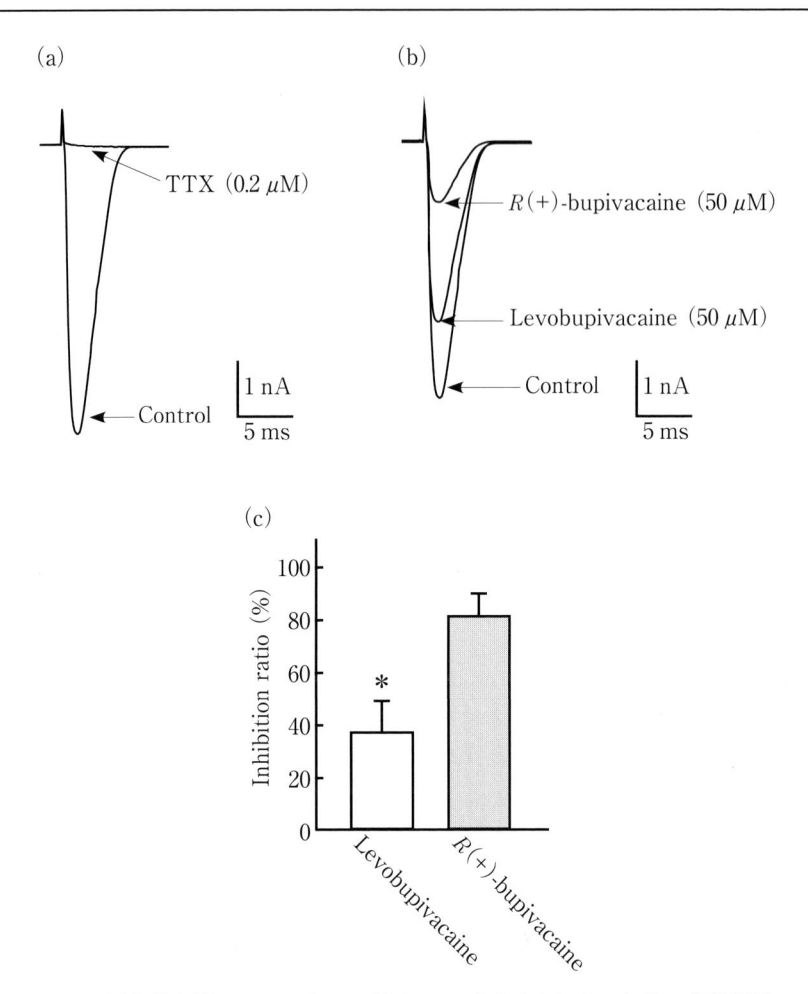

図8 電位依存性 Na チャネルに対するレボブピバカインとその光学異性体の抑制作用

(a) 大型の後根神経節細胞（A α/β 線維）から記録したテトロドトキシン（TTX）感受性の電位依存性 Na 電流。TTX を投与すると Na 電流は完全に抑制された。(b) レボブピバカインは TTX 感受性電位依存性 Na 電流に弱い抑制作用を示した。一方，同濃度の $R(+)$ ブピバカインは著明な抑制作用を示した。(c) 抑制作用の比較。レボブピバカインの TTX 感受性電位依存性 Na 電流に対する抑制作用は，$R(+)$ ブピバカインに比して有意に弱かった。

意味している。この抑制作用の違いはなぜ起こるのだろうか？　最後に，電位依存性 Na チャネルに対する抑制作用を示す。実験動物の後根神経節細胞を急性単離して，大型（α/β 線維）の細胞から電位依存性 Na チャネルの活性化によって

流れるNa電流を記録した。図8(a)に示すように，脱分極パルスに応じて，一過性のNa電流が記録された。TTXを加えると完全に抑制されたことから，この電流はTTX感受性の電位依存性Naチャネルを介したものである。このTTX感受性Na電流に同濃度のレボブピバカインと$R(+)$ブピバカインを投与すると，レボブピバカインの抑制作用は弱く，$R(+)$ブピバカインの抑制作用は有意に強いことが示された(図8-b,c)。

おわりに

以上より，$A\alpha/\beta$線維に発現する電位依存性Naチャネルに対するレボブピバカインの抑制作用は，光学異性体である$R(+)$ブピバカインに比して弱い。したがって，レボブピバカインは触や圧覚を伝える$A\alpha/\beta$線維は遮断せず，痛みを

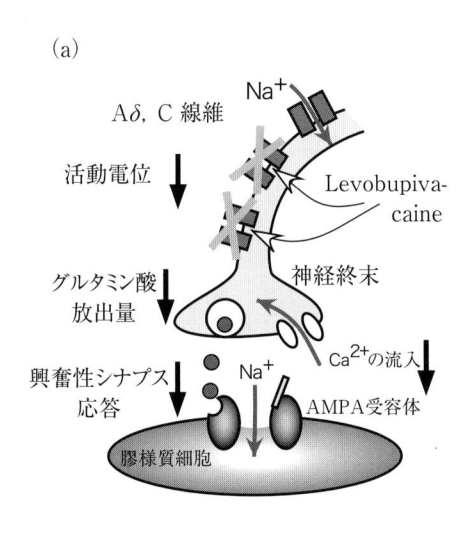

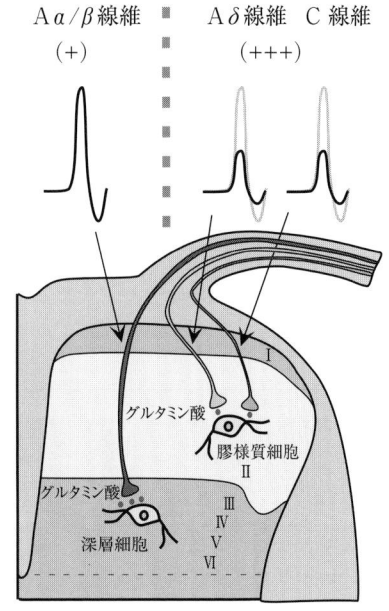

図9　レボブピバカインの痛みの線維に対する分離遮断性のメカニズム
(a)レボブピバカインは痛みを伝える$A\delta$線維およびC線維の電位依存性Naチャネルを有効に抑制し，さらに，脊髄では痛みの興奮性のシナプス入力を減弱させるものと示唆される。(b)一方，$A\alpha/\beta$線維に発現する電位依存性Naチャネルに対しては抑制作用が弱いため，触や圧覚の伝達は遮断しないと考えられる。

伝えるAδ線維とC線維に強い分離遮断能を有すると示唆される(**図9**)。一方で，ロピバカインはブピバカインに比して，A線維よりもC線維に有効な遮断能をもつといわれている。この抑制作用の違いは，ロピバカインとブピバカインの脂溶性の違い(分配係数, n-ヘプタン/緩衝液, ロピバカイン：6.1, ブピバカイン：20.5)で説明されている[5]。しかしながら，本章で紹介したレボブピバカインは，脂溶性, pK_a, タンパク結合率などの物性がまったく同じである光学異性体, $R(+)$ブピバカインと比較して異なる分離遮断能を示した。このことから，光学異性体，すなわち官能基の立体配置の違いがイオンチャネルなどへの抑制作用に差を生じ，レボブピバカインが分離遮断能を獲得するものと考えられる。

文　献

1) Koga K, Furue H, Rashid MH, et al. Selective activation of primary afferent fibers evaluated by sine-wave electrical stimulation. Molecular Pain 2005；1：13.
2) 歌　大介，古江秀昌，吉村　恵. ラット後根神経節細胞を用いた局所麻酔薬の活動電位抑制効果の比較. 脊髄機能診断学 2008；30：49-57.
3) 古江秀昌，吉村　恵. 痛覚伝達系とその異常の電気生理学的解析法. ペインクリニック 2007；28：93-105.
4) Hille B. Classical mechanisms of block. In：Hille B, editor. Ion Channels of Excitable Membranes. 3rd ed. Sunderland, Massachusetts：Sinauer associates Inc；2001. p.503-37.
5) 加畑千春，山本　健. ロピバカイン. ペインクリニック 2005；26：214-21.

（古江　秀昌，杉山　大介）

第3章 局所麻酔薬の中枢神経系に対する作用と胎盤通過性

はじめに

　局所麻酔薬の血中濃度上昇とともに中毒症状が現れる。これは局所麻酔薬の中枢神経に対する作用によるものであり、脳内濃度が直接関与していると考えられている。局所麻酔薬は血液脳関門(blood brain barrier：BBB)を通過して中枢神経に移行するが、その通過にはさまざまな要因が関係している。同様に母体から胎児への局所麻酔薬の移行は胎盤を通じて行われるが、胎盤通過にもさまざまな因子が影響する。
　局所麻酔薬の中枢神経への移行および作用と胎盤通過性について、レボブピバカインを中心に概説する。

(1) 局所麻酔薬の中枢神経系に対する作用

1 局所麻酔薬の中枢神経系への移行

　局所麻酔薬は血液により運搬されて、血液脳関門(BBB)を通過する。そして、

表1　アミド型局所麻酔薬の物理化学的特性

	リドカイン	メピバカイン	ブピバカイン	レボブピバカイン	ロピバカイン
分子量	234	246	288	288	274
pK_a	7.8	7.8	8.2	8.2	8.2
脂溶性*	43	21	346	346	115
タンパク結合率(%)	64	77	96	96	94

＊：n-octanol / pH 7.4 buffer の分配係数

　ある一定のpH環境では、pK_aの大きい局所麻酔薬ほど、イオン化型は多く、非イオン型は少なくなる。例えば、pH 7.4では、レボブピバカイン(pK_a 8.2)は86%がイオン化型、14%が非イオン化型になる。一方、リドカイン(pK_a 7.8)は72%がイオン化型、28%が非イオン化型になる。

　[Whiteside JB, Wildsmith JA. Developments in local anaesthetic drugs. Br J Anaesth 2001；87：27-35 および林田眞和, 花岡一雄. 局所麻酔薬の薬理. 花岡一雄編. 局所麻酔マニュアル. 第1版. 東京：真興交易医書出版部；1998. p.11-27 より改変引用]

中枢神経系に入る。血液中，中枢神経系における局所麻酔薬のイオン化型と非イオン化型の比率は，局所麻酔薬が存在する部位におけるpHと，局所麻酔薬の固有の解離恒数（pK_a）により決定される（ヘンダーソン・ハッセルバルヒ式）。血液から中枢神経系への移行には次のような因子が関係する（**表1**[1)2)]）。

　a　脳血流量
　b　脳脊髄液（CSF）中のpH，炭酸ガス分圧
　c　エナンチオマー選択性
　d　分子量
　e　脂溶性
　f　解離恒数（pK_a）（**図1**）
　g　タンパク結合率
　h　その他

a　脳血流量：脳血流量が増加すると，脳内へ運搬される単位時間あたりの局所

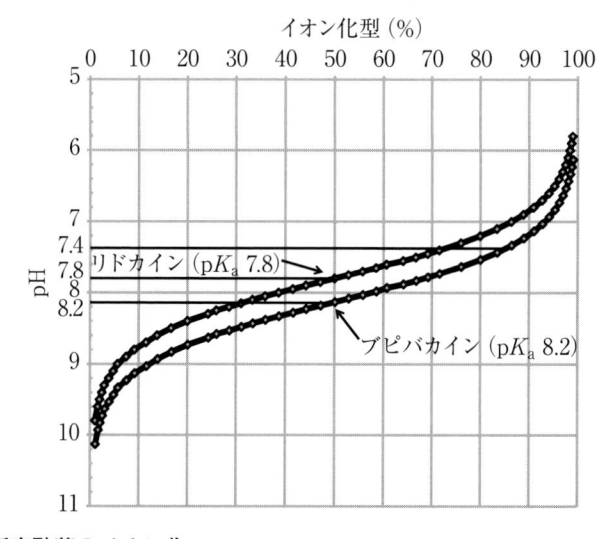

図1　局所麻酔薬のイオン化

局所麻酔薬はヘンダーソン・ハッセルバルヒ（Henderson-Hasselbalch）式に従い，水溶液中で解離する。局所麻酔薬が存在する環境（血液，脳脊髄液など）のpHが解離恒数に等しいときには，イオン化型と非イオン化型の比率は同じになる。ある一定のpH環境では，pK_aの大きい局所麻酔薬ほど，イオン化型は多く，非イオン化型は少なくなる。例えば，pH 7.4では，レボブピバカイン（pK_a 8.2）は86%がイオン化型，14%が非イオン化型になる。一方，リドカイン（pK_a 7.8）は72%がイオン化型，28%が非イオン化型になる。局所麻酔薬が存在する環境のpHが低くなると（アシドーシスになると），総モル（分子）数が同じであっても，イオン化型が増える。

麻酔薬の量は増える．例えば，血中の炭酸ガス分圧が上昇すると脳血流量は増加する．局所麻酔薬中毒により全身痙攣が生じると，代謝が亢進して，体内での炭酸ガス産生量は増加する．低換気により，高炭酸ガス血症はさらに増悪する．したがって，脳血流量が増加し，より多くの局所麻酔薬が脳内に運ばれて，全身痙攣は持続する．

b　脳脊髄液（CSF）中のpH，炭酸ガス分圧：炭酸ガスは容易に細胞膜を通過する．高炭酸ガス血症になると，細胞内pHはアシドーシスになる．そして，すでに細胞内に入った局所麻酔薬の分子数（モル数）が同じでも，イオン化型と非イオン化型の比率に変化が生じる．すなわち，イオン化型が増える．イオン化型の局所麻酔薬は細胞の内側からNaチャネルをブロックするので，局所麻酔薬の濃度〔総モル数（イオン化型と非イオン化型の総和）〕は同じであっても，神経ブロックは増強される．

c　エナンチオマー選択性：Ikedaら[3]は，ラットの実験で，同じ量のラセミ体ブピバカインとレボブピバカインを投与しても，脳の細胞外液中のラセミ体ブピバカイン濃度はレボブピバカイン濃度よりも高くなることを示した．このとき，血漿と全脳の総濃度（イオン化型と非イオン化型を加えたもの）比はほぼ同じであった．このことから，BBBに対するラセミ体ブピバカインとレボブピバカインの透過性に差があることが考えられる．ブピバカインの中枢神経毒性はレボブピバカインよりも大きいが，このメカニズムも関与しているかもしれない．

BBBの通過性に分子量，脂溶性，イオン化率，タンパク結合率，解離恒数が重要な因子であることに変わりはない．しかし，局所麻酔薬の通過性に関しては，従来の物理化学的な因子のみならず，ほかの未知の因子も関係すると考えられる．

2　中枢神経毒性

舌のしびれ感・耳鳴りなどの軽度の症状から，痙攣・心肺停止に至るまで，多彩な症状が現れる．血漿中の局所麻酔薬の濃度が高くなるほど，症状は重篤になる．少量の局所麻酔薬であっても動脈，特に頸動脈に誤って局所麻酔薬が注入されたとき（例，星状神経節ブロック）には，全身痙攣が生じやすい．これは高い濃度の局所麻酔薬が希釈されずに，中枢神経系に移行するからである．最近の研究では，血漿中のタンパクと結合していない非結合型局所麻酔薬の濃度，さらには，中枢神経系内の非結合型局所麻酔薬の濃度と臨床症状が相関することが判明した[4]．

局所麻酔薬は中枢神経系内で多彩な症状を示すが，その作用機序について，Tanakaら[5]は，リドカインにより中枢神経活動における興奮性ニューロンと抑制性ニューロンのバランスが崩れることを示し，リドカインによる痙攣のメカニ

(a) 脳梁電気刺激　リドカイン 7 mg/kg 静脈内投与

活動消失　　　　　　　　　活動出現
（抑制性シナプスの刺激による）　⇨抑制性シナプスを抑制

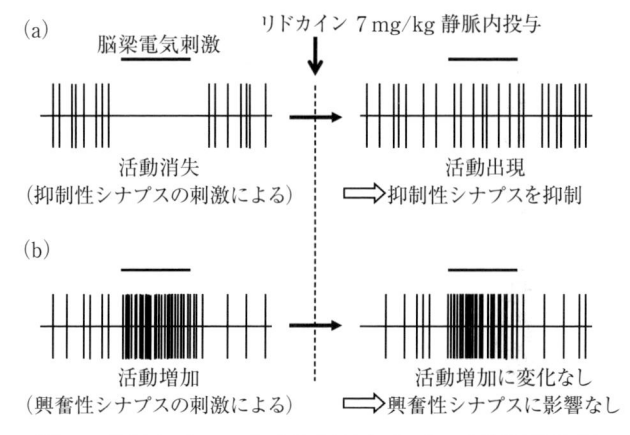

(b)

活動増加　　　　　　　　　活動増加に変化なし
（興奮性シナプスの刺激による）　⇨興奮性シナプスに影響なし

図2　リドカインによる抑制性シナプスの選択的抑制（脳皮質活動）

リドカイン 7 mg/kg の静脈内投与は，抑制性シナプスを介して低下した皮質神経活動を回復させた(a)。興奮性シナプスによる神経活動増加には影響しなかった(b)。中枢神経系の抑制性ニューロンが局所麻酔薬により選択的に抑えられた。

[Tanaka K, Yamazaki M. Blocking of cortical inhibitory synapses by intravenous lidocaine. Nature 1966；209：207-8 より改変引用]

ズムを裏づけるものとなった。彼らは，無麻酔ウサギを用いて，大脳皮質で細胞外記録をし，脳梁電気刺激により生じた抑制性シナプスによる活動低下が生じる場合と，興奮性シナプスによる活動増加の場合を，それぞれ記録した（図2）。リドカイン 7 mg/kg の静脈内投与は，抑制性シナプスを介して低下した皮質神経活動を回復させたが（図2-a），興奮性シナプスによる神経活動増加には影響しなかった（図2-b）。すなわち，中枢神経系の抑制性ニューロンが局所麻酔薬により選択的に抑えられることを示した。さらに投与量を増やすと（15 mg/kg），大脳皮質の興奮性ニューロンの活動も部分的に抑制され，意識消失との関連を示唆するものであった。

局所麻酔薬の中枢神経系への作用として，脳波変化については古くに基礎研究が行われている。Wagman ら[6]は，ネコの脳に慢性的に電極を植え込み，局所麻酔薬をボーラス投与して，脳波と行動を観察した。痙攣域値以下の濃度では皮質脳波には変化はなく，扁桃核脳波で痙攣様電気活動が出現した。そのあと突然に痙攣波と痙攣の出現を認めた。ネコの脳に深部電極を植え込んだ Tuttle ら[7]の研究でも，リドカイン 60 mg/kg をボーラス投与により，扁桃核にスパイク波が

表2 電気生理学変化と行動（ネコ）

分類	症　　状	電気生理学的変化
初期抑制期 リドカイン 1 mg/kg/min	ネコは徐々におとなしくなる。前肢を伸ばし，後肢を曲げる。 ヒトでは眠気，ふわふわ感，めまいを感じる時期に相当する。	CX：低振幅速波から不規則な高振幅徐波へ移行する。 Amy：紡錘状の波が出現する。 R-MUA（覚醒状態と相関）：低下する。
興奮期 興奮期に至るリドカイン総投与量約 10 mg/kg	ネコでは頭を上げ，前肢を伸ばし，激しく鳴く。 瞳孔は散大し，失禁する。外からの刺激に反応しない。 ヒトでは興奮状態やカタトニア状態に相当する。	CX：低振幅速波化する。 Amy：紡錘波の頻度が増加し，呼吸数も増加する。 R-MUA：急激に上昇する。 中枢神経系全体が興奮状態である。
後期抑制期	ネコは鳴き声を発しなくなり，おとなしい姿勢に戻る。 外からの刺激には反応しない。	CX：不規則な高振幅徐波になる。 Amy：紡錘波は消失し，不規則な徐波と棘波になる。棘波は初めは単発で，後に繰り返す。棘波はほかの電極と同期する。 R-MUA：徐々に，安静レベルより以下に低下する。
痙攣期 痙攣発現に至るまでのリドカイン総投与量は 25 mg/kg である	後期抑制期から突然生じる。前駆症状はない。 急に四肢を突っ張らせ，横向きになる。 大きく開眼し，瞳孔は散大する。強直性痙攣が多い。4～8秒間持続する。 ぐったりした状態と痙攣が繰り返し，出現する。	CX：高振幅高頻度棘波がすべての脳波誘導で見られる。 ぐったりした症状に一致して，電気的静止状態が現れる。 脳波の全誘導で，高振幅高頻度棘波と電気的静止状態を繰り返す。 R-MUA：高振幅高頻度棘波に一致して上昇し，電気的静止状態に一致して低下する。

CX：皮質（前上シルビウス帯回，anterior suprasylvian gyrus）脳波
Amy：扁桃体中心核（nucleus amygdalae medialis）
R-MUA：中脳網様体多ニューロン活動（reticular multi-unit activity）
　電気生理学的には，4期に分類される。ネコでの臨床症状が観察されている。基本的にはヒトでも同様の臨床症状がみられると考えられる。
　[Wagman IH, de Jong RH, Prince DA. Effects of lidocaine on the central nervous system. Anesthesiology 1967；28：155-72 より作成]

生じたのちにほかの脳全体へ広がり，痙攣の発生を観察している。これらの結果から，局所麻酔薬による痙攣のフォーカスは扁桃核，海馬などの大脳辺縁系と推察されている。Seo ら[8]は，ネコの脳に慢性的に電極を植え込み，リドカイン持続静脈内投与し，行動と脳波そして覚醒状態と相関する中脳網様体ニューロン活

動に4相性の変化が起こった。すなわち，リドカイン1 mg / kg / min の投与スピードでは血中濃度上昇に伴い，脳波および行動変化に交互に抑制と興奮が生じ，初期抑制期，興奮期，後期抑制期，痙攣期の4相性の変化を生じることを示した（表2）。

痙攣の治療薬としては，ベンゾジアゼピン（ジアゼパム，ミダゾラム），バルビツレート（チオペンタール，チアミラール），プロポフォールが挙げられる。ベンゾジアゼピン系のジアゼパムは古くより局所麻酔薬中毒による痙攣の治療に使用されている[9)10)]。ミダゾラムは，ジアゼパムよりも抗痙攣作用が強く，作用発現がジアゼパムよりも迅速なため，局所麻酔薬による痙攣に対してもミダゾラムも効果的であるという報告もある[11)]。バルビツレートやプロポフォールもすぐれた抗痙攣作用を有しているが，低血圧・徐脈などの循環抑制が強く出る場合があるので，使用に際しては，細心の注意が必要である[12)13)]。

❸ 中枢神経毒性を修飾する因子

薬理学的な作用を発揮する薬物としては，ジアゼパム，プロプラノロール，デクスメデトミジン（DEX）が挙げられる。薬物動態学的な作用を発揮する薬物としては，ニカルジピン，フェントラミン，エピネフリン，キニジンが挙げられる。

ジアゼパムなどの抗痙攣薬の作用機序については，前項の❷中枢神経毒性ですでに述べた。β-交感神経遮断薬，プロプラノロールがエステル型局所麻酔薬，コカインによる全身痙攣を抑制することは知られている[14)]。Nakamuraら[15)]は，プロプラノロールがアミド型局所麻酔薬，リドカインの痙攣域値を上昇させることを示すとともに，プロプラノロールを脳室内に投与することにより，その作用部位が脳内にあることを明らかにした。DEXは，エステル型局所麻酔薬であるコカインにより生じる全身痙攣の域値を上昇させて，全身痙攣を抑制することが知られている[16)]。作用機序としては，コカインに対する細胞外のドパミン作動性神経伝達反応をDEXが減弱させるためであると考えられている。Tanakaら[17)]のラットの実験においては，DEXが$α_2$-アドレナリン受容体を介して，ブピバカインとレボブピバカインによる痙攣域値を上昇させることを示唆された。

ブピバカインは末梢性，および中枢性作用により，血管抵抗を増大させる。また，ラットの実験では，血管収縮薬は中枢神経毒性を増強する[18)]。Takahashiら[4)]はリドカインを用いたラットの実験で，エピネフリンを併用して，リドカインによる痙攣域値を測定した。同時に血漿・脳の細胞外液濃度（結合型，および非結合型）を測定したところ，脳の細胞外液濃度の非結合型濃度の上昇が中枢神経系の毒性発現に大きく関与していることが判明した。そこで，ラットで局所麻酔薬と血管拡張薬を併用したところ，ブピバカインによる痙攣域値が上昇した[19)]。すなわち，ニカルジピンとフェントラミンをブピバカインと併用すると，血管拡張

が生じて，分布容量が増大し，血漿濃度が低下し，それに伴い脳内濃度が低下することが最も大きな因子と考えられる。

　キニジンは局所麻酔薬の移送に影響する。まず，P-糖タンパク(P-glycoprotein：P-gp)は薬物の輸送タンパク質である。化学療法に使用した薬物に抵抗性が生じるメカニズムの研究をしているときに発見された[20]。P-gpはいったん，取り込まれた薬物を，中枢神経系の外へ排出する作用があると考えられている[21]。P-gpはBBBのほかにも，腸管・肝臓・腎臓・気管支に存在する。薬物の輸送タンパク質であるP-gpの作用をキニジンで阻害すると，局所麻酔薬の薬物動態が影響を受けることが分かった。ラットでの実験で，キニジンを投与すると，ブピバカインの(脳/血漿)濃度比は全身痙攣発生時に上昇した。その結果，ブピバカインの痙攣域値は低下した。リドカインでは(脳/血漿)濃度比，および域値に有意な変化はみられなかったことから[22]，ブピバカインはP-gpの基質である可能性があり，キニジンによりP-gpが阻害されると，(脳から血漿への)ブピバカイン輸送が阻害されて，(脳/血漿)濃度比が上昇すると考えられる。

(2) 局所麻酔薬の胎盤通過性

❶ 局所麻酔薬の母体から胎児への移行

　産科麻酔に用いられる局所麻酔薬は程度の差はあるが，胎盤通過性があり，胎児へ移行する。局所麻酔薬の胎盤通過性を考える場合に，局所麻酔薬の薬理学的特性と母体・胎盤・胎児という複数の組織(コンパートメント)が相互作用を及ぼす(図3)。

a　子宮胎盤循環

　妊娠末期の妊娠子宮の血流量は500〜700 ml/min(心拍出量の10〜15%)であり，そのうち約80%が絨毛間腔を通過する。子宮血流が減少すると胎児がアシドーシスや低酸素症を来す危険があるため，産科麻酔領域において子宮血流を維持することは重要である。局所麻酔薬の血管への直接作用は，完全には明らかになっていない。S(-)体であるレボブピバカインとロピバカインは血管を収縮させ，R(+)ブピバカイン，リドカインは拡張させること[23)〜25)]が知られている。しかし，妊娠ヒツジにレボブピバカイン，ブピバカイン，ロピバカインを持続静脈内投与した研究[26)]では，レボブピバカインによる子宮血流の変化はブピバカイン，ロピバカインによる変化と有意な差はなかった。局所麻酔薬は硬膜外麻酔や脊髄くも膜下麻酔で用いられるが，その際に，交感神経遮断を生じるため，子宮血流への影響は単純ではない。

b　胎盤通過

　薬物の胎盤通過様式は主に単純拡散，能動輸送，貪食作用の3つがある。局所

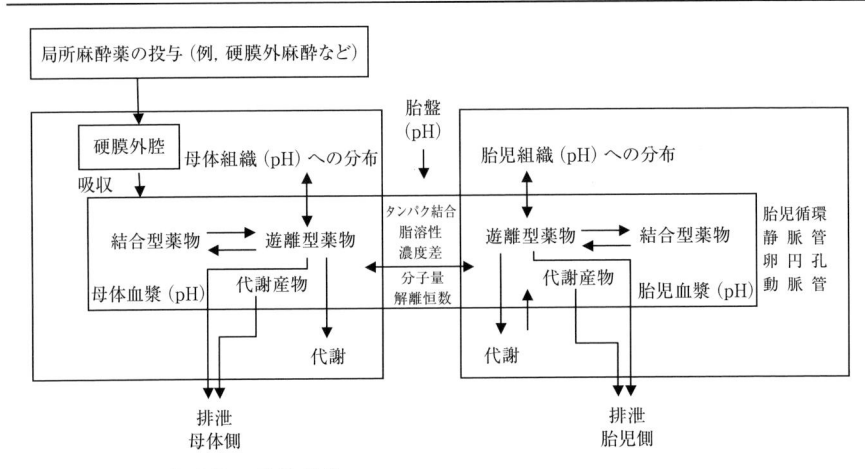

図3 局所麻酔薬の薬物動態

例えば局所麻酔薬が硬膜外腔に投与されたのち，母体の血中への吸収が始まる。血漿タンパクと結合していない遊離型の局所麻酔薬は胎盤を通過しやすい。また，肝臓などでの代謝を受けやすい。遊離型はさらにイオン化型と非イオン化型に分かれる。胎盤通過性にはタンパク結合率のほかに，脂溶性，分子量，解離恒数などが影響する。

麻酔薬を含め麻酔薬は，単純拡散により胎盤を通過する。単純拡散の概念はFickの式で表される。

$$\frac{Q}{t} = K \times A \times \frac{C_m - C_f}{D}$$

ここで，Q/tは単位時間に運搬される遊離薬物量(非イオン化型)である。Kは各薬物の拡散係数，Aは輸送に関わる絨毛膜面積，C_m，C_fはそれぞれ母体および胎児の遊離薬物濃度，Dは絨毛膜の厚さである。Q/tは，4つの要素，すなわち，薬物要素(K)，母体要素(C_m)，胎盤要素(AとD)，胎児要素(C_f)から，この式は成り立っている。さらに薬物の拡散係数Kは分子量，脂溶性，イオン化率，タンパク結合率の4つの因子により規定される(**表1**)。

c 分子量

低分子量の薬物ほど胎盤を通過しやすい。アミド型局所麻酔薬はほとんどが分子量300以下であり，胎盤を通過しやすいとされている。レボブピバカインの分子量はブピバカインと同じ288である。レボブピバカインの分子量を塩酸塩として，325としている報告もある。

d 脂溶性

脂溶性の高い薬物ほど胎盤を通過しやすい。局所麻酔薬において脂溶性は麻酔作用を決定する重要な因子であり，脂溶性の高い局所麻酔薬は細胞膜を通過しや

すく効力も強い。レボブピバカインの脂溶性はブピバカインと同様に局所麻酔薬の中ではかなり高く，低濃度で使用される。

e　イオン化率

イオン化率の高い薬物は胎盤を通過しにくい。局所麻酔薬の解離平衡定数（pK_a）は7〜9であり，生理的なpHでの非イオン化率は低い。レボブピバカインのpK_aは8.2でブピバカインと同じであり，pH 7.4での非イオン化型は15％のみである。また胎児では，血液pHの低下によりイオン化型濃度が上昇する。これにより局所麻酔薬の母体血中濃度が低下しても，胎児から母体へ薬物が戻るのを妨げられる。この現象はイオントラッピングとして知られている。

f　タンパク結合率

タンパクと結合した薬物は胎盤を通過しにくい。局所麻酔薬の中では，リドカインとメピバカインは比較的タンパク結合率が低い。ラセミ体ブピバカインを用いた研究では，$R(+)$体は$S(-)$体に比べ総クリアランスが高く，総血中濃度が低い。しかし，タンパク非結合（遊離型）濃度は$R(+)$体が$S(-)$体よりも高かった。これは$S(-)$体が$R(+)$体に比べタンパク結合率が高いためと考えられている[27)28)]。

これらの結果から，レボブピバカインのタンパク結合率はブピバカインより高いと推定されるが，文献により多少の違いがあり，レボブピバカインとブピバカインのタンパク結合率はほぼ同じと考えられる。また妊娠中は血漿タンパク（特に局所麻酔薬と親和性の高い$α_1$-acid glycoprotein：AGP）が減少しており，タンパク結合率の高い局所麻酔薬であっても遊離型局所麻酔薬濃度が上昇しやすい[29)]。さらに胎児においても血漿タンパク（特にAGP）は低いので，胎児に移行した局所麻酔薬のうち，遊離型の割合が高くなる。

2　レボブピバカインについて

レボブピバカインは，心毒性の低い$S(-)$異性体のみからなる。同じ長時間作用型の局所麻酔薬としてブピバカイン，ロピバカインと比較される。産科麻酔領域においても，この3種類の薬物を比較検討した研究が多くみられる[30)〜34)]。胎盤通過性を比較する場合には同じ用量の局所麻酔薬を投与して比較するが，臨床的には力価を考慮して投与する。これら3種類の局所麻酔薬物の物理化学特性からみた産科領域での麻酔効力や胎盤移行性について比較する。

a　麻酔効力（基礎編，第1章(4)-**4**"強さと臨床的なプロフィール"を参照）

局所麻酔薬の相対的な力価を調べるには，MLAC（minimum local anesthetic concentration，増量・減量逐次投与法）で行う。MLACは期待する臨床効果を50％の症例に得られる濃度である。具体的には，ある患者で効果があった場合，次の患者で濃度を下げて投与する。ある患者で効果がなければ次の患者で濃度を上げて投与する。妊婦を対象に硬膜外投与の効果を評価した研究では，レボブピ

バカインの MLAC は 0.083％で，ブピバカインの 0.081％と差がなかった[30]。同様にレボブピバカインとロピバカインを比較した研究[31]では，MLAC はそれぞれ 0.087％，0.089％と同等であった。また鎮痛については，0.077％，0.092％とレボブピバカインの方が高い力価を示した[32]。帝王切開に対する硬膜外麻酔では，0.5％30 ml のレボブピバカイン，ブピバカイン，ロピバカインを分割投与すると，いずれも十分な麻酔効果を得られた[33]。

脊髄くも膜下麻酔では，ブピバカイン 8 mg，レボブピバカイン 8 mg，ロピバカイン 12 mg の等比重溶液に 2.5 μg スフェンタニルを加えて投与したところ，ブピバカインがほかの 2 種類の薬物に比べて成功率が高く，鎮痛時間・運動神経遮断時間のいずれにおいてもすぐれていた[34]。これらの結果をまとめると，麻酔力価はロピバカインが 3 種類の薬物の中では最も低く，ブピバカインとレボブピバカインはほぼ同等であるが，運動神経遮断効果はブピバカインの方が若干強いと考えられる。

b 胎児／母体血中濃度比

胎児／母体血中濃度比は，薬物の胎盤通過性を考えるうえで有用な指標と考えられている。ヒトにおける胎児血としては臍帯静脈血が用いられ，臍帯静脈（UV）／母体静脈（MV）と表記される。この値はある時点での胎児と母体の血中濃度を測定しているため，胎盤通過性を動的に反映しているわけではない。しかし，局所麻酔薬の胎盤移行性を比較するうえでは重要な値である。短時間作用型のリドカインやメピバカインは，この比率がそれぞれ，0.6，0.7 と高いため，産科麻酔領域特に無痛分娩では用いられることが少ない。ブピバカイン，レボブピバカイン，ロピバカインはいずれもこの値が小さいため，胎児に与える影響が少ないと考えられており，広く使用されている。妊娠ヒツジに同用量のブピバカイン，レボブピバカイン，ロピバカインのいずれかを持続静脈内投与した研究[26]では，3 種類の薬物間で母体，胎児血中濃度に差はなかった。そして，レボブピバカインの胎児／母体血中濃度比は 0.3 以下であった。胎児の組織濃度については肝臓と副腎の濃度が高く，3 種類の薬物間に差はなかった。ロピバカインはほかの 2 種類の薬物に比べ脂溶性が低いため，組織移行も少ない可能性がある。

ヒトにおける研究では，同じ用量（0.5％，30 ml）のレボブピバカインとブピバカインを帝王切開において硬膜外投与し，母体（静脈）と胎児（臍帯静脈）の血中濃度を測定した研究がある[33]。この研究においてレボブピバカインとブピバカインの血中濃度に差はなく，胎児／母体血中濃度比は各々 0.30 と 0.25 であった。これらの結果からレボブピバカインの胎盤移行性は，ブピバカイン，ロピバカインとほぼ同じである。レボブピバカインとブピバカインは物理化学特性が近似しているため胎盤移行性についても近い性質を有すると考えられる。レボブピバカインの胎盤移行率は約 0.3 と低く，臨床において適正に使用されるかぎりは，胎児

に与える影響が少ないと考えられる。

おわりに

　レボブピバカインは，中枢神経への移行性，胎盤通過性ともに他の局所麻酔薬に比べて高くない。そのために中枢神経毒性を生じたり，胎児に悪影響を及ぼす可能性は低い。しかし意図せぬ血管内注入などに備え，適切なモニタリング下で使用し，緊急時には迅速な対応が必要となってくる。

文　献

1) Whiteside JB, Wildsmith JA. Developments in local anaesthetic drugs. Br J Anaesth 2001；87：27-35.
2) 林田真和, 花岡一雄. 局所麻酔薬の薬理. 花岡一雄編. 局所麻酔マニュアル. 東京：真興交易医書出版部；1998. p.11-27.
3) Ikeda Y, Oda Y, Asada A, et al. Pharmacokinetics of lidocaine, bupivacaine, and levobupivacaine in plasma and brain in awake rats. Anesthesiology 2010 in press.
4) Takahashi R, Oda Y, Asada A, et al. Epinephrine increases the extracellular lidocaine concentration in the brain. Anesthesiology 2006；105：984-9.
5) Tanaka K, Yamazaki M. Blocking of cortical inhibitory synapses by intravenous lidocaine. Nature 1966；209：207-8.
6) Wagman IH, de Jong RH, Prince DA. Effects of lidocaine on the central nervous system. Anesthesiology 1967；28：155-72.
7) Tuttle WW, Elliott HW. Electrographic and behavioral study of convulsants in the cats. Anesthesiology 1969；30：48-64.
8) Seo N, Oshima E, Stevens J, et al. The tetraphasic action of lidocaine on CNS electrical activity and behavior in cats. Anesthesiology 1982；57：451-7.
9) de Jong RH, Bonin JD. Benzodiazepines protect mice from local anaesthetic convulsions and deaths. Anesth Analg 1981；60：385-9.
10) Moore DC, Balfour RI, Fitzgibbons D. Convulsive arterial plasma levels of bupivacaine and the response to diazepam therapy. Anesthesiology 1979；50：454-6.
11) Horikawa H, Tada T, Sakai M, et al. Effects of midazolam on the threshold of lidocaine-induced seizures in the dog-comparison with diazepam. J Anesth 1990；4：265-9.
12) Heavner JE, Arthur J, Zou J, et al. Comparison of propofol with thiopentone for treatment of bupivacaine-induced seizures in rats. Br J Anaesth 1993；71：715-9.

13) Cherng CH, Wong CS, Ho ST. Ropivacaine-induced convulsion immediately after epidural administration—a case report. Acta Anaesthesiol Sin 2002 ; 40 : 43-5.
14) Derlet RW, Albertson TE. Acute cocaine toxicity : antagonism by agents interacting with adrenoceptors. Pharmacol Biochem Behav 1990 ; 36 : 225-31.
15) Nakamura T, Oda Y, Asada A, et al. Propranolol increases the threshold for lidocaine-induced convulsions in awake rats : A direct effect on the brain. Anesth Analg 2008 ; 106 : 1450-5.
16) Whittington RA, Viraq L, Vullienmoz Y, at al. Dexmedetomidine increases the cocaine seizure threshold in rats. Anesthesiology 2002 ; 97 : 693-700.
17) Tanaka K, Oda Y, Asada A, et al. Dexmedetomidine decreases the convulsive potency of bupivacaine and levobupivacaine in rats : Involvement of alpha 2-adrenoceptor for controlling convulsions. Anesth Analg 2005 ; 100 : 687-96.
18) Yokoyama M, Hirakawa M, Goto H. Effect of vasoconstrictive agents added to lidocaine on intravenous lidocaine-induced convulsions in rats. Anesthesiology 1995 ; 82 : 574-80.
19) Oda Y, Funao T, Asada A, et al. Vasodilatation increases the threshold for bupivacaine-induced convulsions in rats. Anesth Analg 2004 ; 98 : 677-82.
20) Juliano RL, Ling V. A surface glycoprotein modulating drug permeability in Chinese hamster ovary cell mutants. Biochim Biophys Acta 1976 ; 455 : 152-62.
21) Schinkel AH, Wagenaar E, Mol CA, et al. P-glycoprotein in the blood-brain-barrier of mice influences the brain penetration and pharmacological activity of many drugs. J Clin Invest 1996 ; 97 : 2517-24.
22) Funao T, Oda Y, Asada A, et al. The P-glycoprotein inhibitor quinidine decreases the threshold for bupivacaine-induced, but not lidocaine-induced, convulsions in rats. Can J Anesth 2003 ; 50 : 805-11.
23) Aps C, Reynolds F. An intradermal study of the local anaesthetic and vascular effects of the isomers of bupivacaine. Br J Clin Pharmacol 1978 ; 6 : 63-8.
24) Kopacz DJ, Carpenter RL, Mackey DC. Effect of ropivacaine on cutaneous capillary blood flow in pigs. Anesthesiology 1989 ; 71 : 69-74.
25) Iida H, Ohata H, Iida M, Nagase K, et al. The differential effects of stereoisomers of ropivacaine and bupivacaine on cerebral pial arterioles in dogs. Anesth Analg 2001 ; 93 : 1552-6.
26) Santos AC, Karpel B, Noble G. The placental transfer and fetal effects of levobupivacaine, racemic bupivacaine, and ropivacaine. Anesthesiology 1999 ; 90 : 1698-703.
27) Burm AG, van der Meer AD, van Kleef JW, et al. Pharmacokinetics of the

enantiomers of bupivacaine following intravenous administration of the racemate. Br J Clin Pharmacol 1994 ; 38 : 125-9.
28) Veering BT, Burm AG, Feyen HM, et al. Pharmacokinetics of bupivacaine during postoperative epidural infusion enantioselectivity and role of protein binding. Anesthesiology 2002 ; 96 : 1062-9.
29) Tsen LC, Tarshis J, Denson DD, et al. Measurements of maternal protein binding of bupivacaine throughout pregnancy. Anesth Analg 1999 ; 89 : 65-8.
30) Lyons G, Columb M, Wilson RC, et al. Epidural pain relief in labour : potencies of levobupivacaine and racemic bupivacaine. Br J Anaesth 1998 ; 81 : 899-901.
31) Polley LS, Columb MO, Naughton NN, et al. Relative analgesic potencies of levobupivacaine and ropivacaine for epidural analgesia in labor. Anesthesiology 2003 ; 99 : 1354-8.
32) Benhamou D, Ghosh C, Mercier FJ. A randomized sequential allocation study to determine the minimum effective analgesic concentration of levobupivacaine and ropivacaine in patients receiving epidural analgesia for labor. Anesthesiology 2003 ; 99 : 1383-6.
33) Bader AM, Tsen LC, Camann WR, et al. Clinical effects and maternal and fetal plasma concentrations of 0.5% epidural levobupivacaine versus bupivacaine for cesarean delivery. Anesthesiology 1999 ; 90 : 1596-601.
34) Gautier P, De Kock M, Huberty L, et al. Comparison of the effects of intrathecal ropivacaine, levobupivacaine, and bupivacaine for Caesarean section. Br J Anaesth 2003 ; 91 : 684-9.

(松浦　正，森　　隆，浅田　章)

臨床編

第1章 レボブピバカインによる術中硬膜外麻酔

I

はじめに

　基礎医学的な性質については前章に詳しく書かれているが，臨床的立場から一言でいえばレボブピバカインはブピバカインよりも毒性が少ない長時間作用性の局所麻酔薬である。

　ところで，われわれの施設でもそうであるが，S体のみで安全性が高いという理由から現在術中最も硬膜外麻酔に使用されているのはロピバカインではないだろうか。したがって，レボブピバカインの効力や安全性，術中の使用方法などはロピバカインとの比較をまじえて以下に提示する。

　なお，本節で取り上げるのは基本となる一般成人への使用法であり，低濃度で高用量を使用する無痛分娩[1]や，帝王切開は使用濃度や患者の状態が特殊であるため扱わない。また，小児への使用も年齢・体重により投与量はかなり変える必要があるため本節では取り上げない。

（1）ロピバカインとの効力比

　前章のおさらいになるが，力価を示す脂溶性はロピバカインの約3倍であり，効力は強いといえる。基礎的研究では，Naチャネル遮断効果でみると，レボブピバカインはロピバカインより50％効力が強く[2]，活動電位の振幅についても遮断効果が強いとされる[3]。

　しかし，臨床では基礎的研究ほど大きな差はみられないようである。レボブピバカインとロピバカインの効力比は1.5：1といわれている[4]が，分娩時の硬膜外麻酔作用を用いたMLAC（minimum local anesthetic concentration，**表1**）[5]〜[9]をみるとほぼ同じか，少しレボブピバカインが強い程度であり，後述する硬膜外単回投与の臨床研究の結果からも"1〜1.5の間"：1と思われる。

> ★ MLACによる硬膜外麻酔でのレボブピバカインとロピバカインの強さは，ややレボブピバカインの方が強い。

表1 MLAC(minimum local anesthetic concentration) —レボブピバカイン, ラセミ体ブピバカイン, ロピバカインの分娩時硬膜外麻酔における比較—

	MLAC(%)		
	ラセミ体ブピバカイン	レボブピバカイン	ロピバカイン
Polley LS, Columb MO, Naughton NN, et al. Relative analgesic potencies of ropivacaine and bupivacaine for epidural analgesia in labor : implications for therapeutic indexes. Anesthesiology 2003 ; 99 : 1354-8.	0.067		0.111
Capogna G, Celleno D, Fusco P, et al. Relative potencies of bupivacaine and ropivacaine for analgesia in labour. Br J Anaesth 1999 ; 82 : 371-3.	0.093		0.156
Lyons G, Columb M, Wilson RC, et al. Epidural pain relief in labour:potencies of levobupivacaine and racemic bupivacaine. Br J Anaesth 1998 ; 81 : 899-901.	0.081	0.083	
Polley LS, Columb MO, Naughton NN, et al. Relative analgesic potencies of levobupivacaine and ropivacaine for epidural analgesia in labor. Anesthesiology 2003 ; 99 : 1354-8.		0.087	0.089
Benhamou D, Ghosh C, Mercier FJ. A randomized sequential allocation study to determine the minimum effective analgesic concentration of levobupivacaine and ropivacaine in patients receiving epidural analgesia for labor. Anesthesiology 2003 ; 99 : 1383-6.		0.077	0.092

(2) 硬膜外麻酔薬としてのレボブピバカイン

　術中硬膜外麻酔に用いられる薬物の特性としては，十分な除痛が得られること，過度な血圧低下がなく，血管内誤投与やくも膜下誤投与時に神経毒性や心毒性が少なく安全性が高いことなどが求められる。筋弛緩作用を生じる運動神経遮断作用については症例により必要性が異なる。すなわち，硬膜外単独の下肢手術などでは局所麻酔薬に筋弛緩作用も求められるが，全身麻酔併用や脊髄くも膜下硬膜外併用麻酔（脊硬麻）では必ずしも必要ではない。むしろ，手術終了後には運動神経遮断作用は早期に消失する方が，離床のためには望ましい。

　では，レボブピバカインはどうであろうか。ロピバカインとの効力比は上述したとおりだが，前章で述べられたような物理化学的特性から，レボブピバカインは，1. 脂溶性が高いため効力が強い，2. タンパク結合率が高いため長時間作用性である。すなわち，長時間十分な除痛が得られることが考えられる。

　運動神経遮断の指標となる MMLAC (motor blocking minimum local anesthetic concentration) は，0.30%[10]であるので，術中硬膜外麻酔に通常使用する濃度（0.375～0.75%）は筋弛緩作用をある程度有していると思われる。

　では，安全性についてはどうであろう。S体のみでありブピバカインよりは安全性が高いと考えられるが，ロピバカインよりは低い可能性も指摘されている[11]。しかし，後述するがわが国も含めた臨床試験で安全性に関してロピバカインに対する非劣性が確認されている。

　以上のことから，レボブピバカインは局所麻酔薬としてすぐれた特性をもっているが，いたずらに高用量を使用するのではなく，患者の状態を常に監視しながら適量投与をするのが望ましいといえる。

(3) 実際の使用方法

　実際に術中使用する場面は，硬膜外麻酔単独，全身麻酔併用，硬膜外＋脊髄くも膜下麻酔などが考えられる。これを硬膜外麻酔薬の使用方法で考えると，前者は硬膜外多量単回投与，後二者は少量繰り返し（あるいは持続）投与と考えることができる。

　そこで以下では，硬膜外麻酔薬としてレボブピバカインがどのように使用されているかを大きく①硬膜外多量単回投与と②少量繰り返し（あるいは持続）投与の2つに分けて取り上げ，最後に実際の使用例を提示して，レボブピバカインの使い方を感じていただければと思う。

1 硬膜外多量単回投与(硬膜外単独麻酔時など)

a 海外での使用方法

海外では通常単回投与での使用の場合，0.5～0.75％レボブピバカインを15～20 ml で使用しているようである(注：帝王切開では局所麻酔薬中毒の危険性を回避するため使用される濃度は0.5％までとなっている[12]。第4章参照)。また海外での使用方法として，英国アボット社によるレボブピバカインの使用方法説明[12]には"多量投与の際には，アドレナリン(エピネフリン)を加えた3～5 ml のリドカインによるテストドーズを推奨する"と書かれている。

次に，やはりブピバカインやロピバカインとの比較が，レボブピバカインの効力を理解しやすいと思われるので，作用発現時間や作用持続時間などを比較した臨床研究を表にまとめる(表2)[13]～[19](注：なお，表中に書かれている時間や麻酔の効果範囲はレボブピバカインのものであり，参考にしていただきたい)。

これらの研究からは，レボブピバカインは同じ濃度のブピバカインと同等の麻酔作用をもち，0.5％のレボブピバカインは0.5％のロピバカインとは同等以上で0.75％のロピバカインと比較すると同等かやや弱い麻酔作用をもつといえる。

最後に教科書的な三者の効果発現時間と持続時間を示す(表3[20])。

b わが国での使用方法

国内では臨床治験Ⅲ相試験[21]の結果が参考になる。治験分担をさせていただいたこともあり，以下に簡単にまとめを述べる。

第Ⅲ相試験(ロピバカイン対照無作為化二重盲検試験)

〈対　　象〉　整形外科の下肢手術や婦人科の下腹部手術を受ける患者
〈試 験 薬〉　0.75％レボブピバカイン 20 ml と 0.75％ロピバカイン 20 ml
〈投与方法〉　L3～4 に留置した硬膜外カテーテルからテストドーズとして治験薬3 ml を注入し，3分間観察後問題がなければ，治験薬の残量17 ml を1分間かけて注入した。
〈結　　果〉　痛覚神経遮断の時間経過を示す(図1-a,b)。T10における痛覚神経遮断をみると，効果発現時間に有意差はなかったが，効果持続時間はレボブピバカインで有意に長かった。

運動神経遮断は Bromage scale が用いられ，scale1 以上の遮断時間をみると，効果発現時間に有意差はなかったが，効果持続時間はレボブピバカインで有意に長かった(図2-a,b)。

副作用として，血圧低下はレボブピバカインで63％ (19/30)，ロピバカインで72％(18/25)と有意差はなく，その他重篤な副作用はみられなかった。

以上，レボブピバカインによる硬膜外麻酔はロピバカインに比較して同程度に有効で安全であることが分かった。

表2 硬膜外単回投与（一部追加投与あり）時の麻酔効果—ブピバカイン，ロピバカインとの比較—

	手術部位	ラセミ体ブピバカイン	レボブピバカイン	ロピバカイン	onset time	extent of sensory block	duration of sensory block	motor block	duration of motor block
Cox CR, Faccenda KA, Gilhooly C, et al. Extradural S(−)-bupivacaine : comparison with racemic RS-bupivacaine. Br J Anaesth 1998 ; 80 : 289-93.	下肢	0.5% 15 ml	0.5, 0.75% 15 ml		6〜8分	= T8	B = L 0.5%＜ 0.75% 230分＜ 334分	=	
Kopacz DJ, Allen HW, Thompson GE. A comparison of epidural levobupivacaine 0.75% with racemic bupivacaine for lower abdominal surgery. Anesth Analg 2000;90 : 642-8.	下腹部	0.75% 20 ml	0.75% 20 ml		14分	= 13分節	B＜L 551分	=	
Faccenda KA, Simpson AM, Henderson DJ, et al. A comparison of levobupivacaine 0.5% and racemic bupivacaine 0.5% for extradural anesthesia for caesarean section. Reg Anesth Pain Med 2003;28:394-400.	帝王切開	0.5% 25 ml	0.5% 25 ml		=	=	=	B＞L	B＜L
Casimiro C, Rodrigo J, Mendiola MA, et al. Levobupivacaine plus fentanyl versus racemic bupivacaine plus fentanyl in epidural anaesthesia for lower limb surgery. Minerva Anestesiol 2008;74 : 381-91.	下肢	1分節あたり 1.2 ml ＋ フェンタニル 100μg	1分節あたり 1.2 ml ＋ フェンタニル 100μg				= 170分	B＞L	= 105分
Peduto VA, Baroncini S, Montanini S, et al. A prospective, randomized, double-blind comparison of epidural levobupivacaine 0.5% with epidural ropivacaine 0.75% for lower limb procedures. Eur J Anaesthesiol 2003 ; 20 : 979-83.	下肢		0.5% 15 ml	0.75% 15 ml	= 29分	=	= 185分	=	=
Casati A, Santorsola R, Aldegheri G, et al. Intraoperative epidural anaesthesia and postoperative analgesia with levobupivacaine for major orthopedic surgery:a double-blind, randomized comparison of racemic bupivacaine and ropivacaine. J Clin Anesth 2003 ; 15 : 126-31.	股関節	0.5% 15 ml	0.5% 15 ml	0.5% 15 ml	= 31分	=	= 214分	B=L＞R	
Koch T, Fichtner A, Schwemmer U, et al. Levobupivacaine for epidural anaesthesia and postoperative analgesia in hip surgery:A multi-center efficacy and safety equivalence study with bupivacaine and ropivacaine. Anaesthesist 2008 ; 57 : 475-82.	股関節	0.5% 10 ml ＋α	0.5% 10 ml ＋α	0.75% 10 ml ＋α	= 14分	レスキュー使用量から R＞B＞L	=	=	=

B：ラセミ体ブピバカイン，L：レボブピバカイン，R：ロピバカイン，onset time：作用発現時間，extent of sensory block：痛覚遮断の最大効果範囲，duration of sensory block：痛覚遮断の作用持続時間，motor block：運動神経遮断の強さ，duration of motor block：運動神経遮断の作用持続時間，＝：同等
（注：表中に書かれている時間や分節はレボブピバカインのものである）

表3 レボブピバカイン，ラセミ体ブピバカイン，ロピバカイン 20〜30 ml 硬膜外投与時の効果発現時間と持続時間

薬　　物	濃　度(%)	発現時間(分)	持続時間(分)
レボブピバカイン	0.5〜0.75	15〜20	150〜225
ロピバカイン	0.75〜1.0	15〜20	140〜180
ブピバカイン	0.5〜0.75	20	165〜225

［Brown DL. 第43章　脊髄くも膜下麻酔，硬膜外麻酔，仙骨麻酔，ロナルド D. ミラー編．武田純三監訳．ミラー麻酔科学．東京：メディカル・サイエンス・インターナショナル；2007. p.1287-310 より改変引用］

(a) 痛覚神経遮断の時間経過

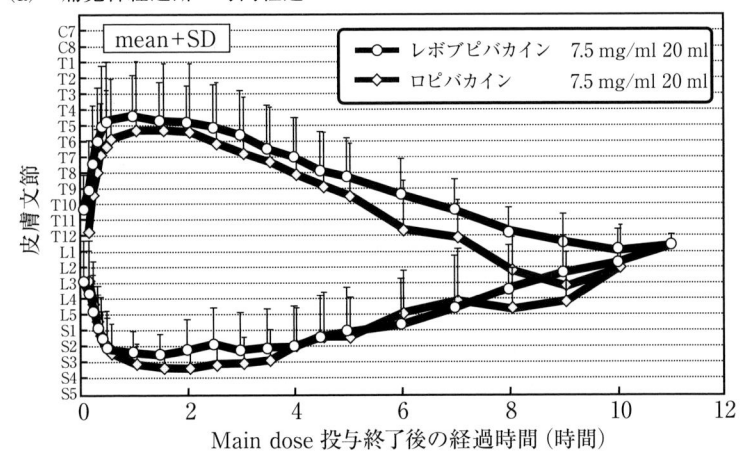

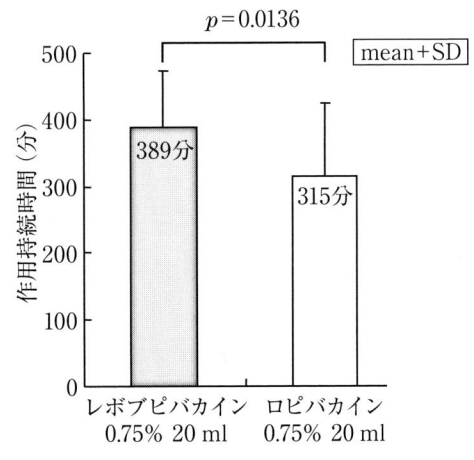

(b) T10 の痛覚神経遮断の作用持続時間

図1

第1章　レボブピバカインによる術中硬膜外麻酔　　87

(a)　運動神経遮断(Bromage scale)の時間経過

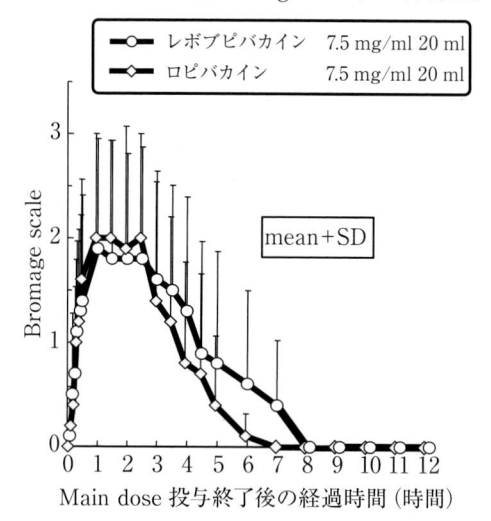

- レボブピバカイン　7.5 mg/ml 20 ml
- ロピバカイン　　　7.5 mg/ml 20 ml

mean+SD

Main dose 投与終了後の経過時間（時間）

(b)　Bromage scale 1 以上の運動神経遮断の作用持続時間

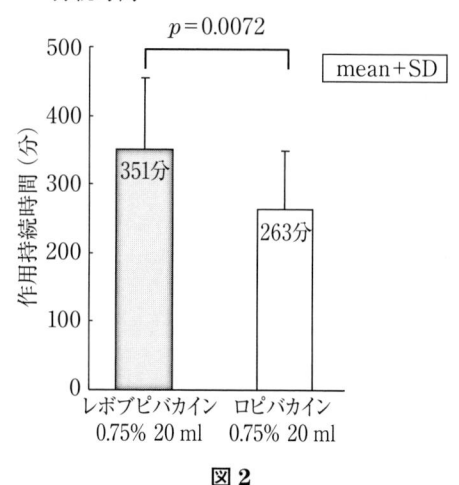

$p=0.0072$

mean+SD

351分　　263分

レボブピバカイン　ロピバカイン
0.75% 20 ml　　0.75% 20 ml

図2

★この結果から，下肢・下腹部手術において，硬膜外単独で麻酔をする場合には，極量（推奨最大投与量）0.75%レボブピバカイン 20 ml の投与までは，18歳以上の ASA class Ⅰ〜Ⅱで循環系に大きな問題のない症例においては，安全に使用可能であると思われる。もちろんその際，注意が必要なのは 20 ml を1回で投与するのではなく，まず 3 ml 程度のテストドーズを投与し，3分程度待って，追加投与することが大切である。

❷ 少量繰り返し投与(全身麻酔併用や脊髄くも膜下麻酔併用)
◉ 全身麻酔併用 ◉

最も使用する頻度が高い形式であると同時に,多量を単回投与するよりは,この必要量を繰り返し投与する方が局所麻酔薬の血中濃度の過度な上昇を生じにくく望ましい。また,繰り返し投与する場合には,追加投与回数が少なくてすむ長時間作動性であるレボブピバカインは使いやすいといえる。

a 海外での使用方法

海外での使用方法として,前出の英国アボット社によるレボブピバカインの使用方法説明書をみると以下のように書かれている。"レボブピバカインを硬膜外に投与する際には,予期しない血管内投与やくも膜下投与による中毒症状を見つけるために十分な時間を開けて,0.5～0.75％の濃度のレボブピバカインを3～5 ml ずつ追加しながら投与すべきである。"この一般的な使用方法での比較研究は,単回多量投与と違いほとんどなされていない。いくつか全身麻酔併用時の硬膜外麻酔薬としてのレボブピバカインの使用量や使用方法を記載している文献があるので表4[22]～[24]に示す。いずれも論文の主目的は術後硬膜外鎮痛の比較であるが,術中麻酔薬の使用量等が記載されているので取り上げた。例えば,肺切除の麻酔で術中硬膜外投与量が記載されている文献[22]では,0.5％レボブピバカイン3 ml をテストドーズとして投与後,問題なければ6 ml を追加し,続いて0.125％レボブピバカイン＋1 μg/ml のスフェンタニルを5 ml/hr で投与開始し,その後全身麻酔を開始している。

b わが国での使用方法

国内での治験や研究は現時点ではない。当院で行った研究を示す。

〈対　　象〉 ASA class Ⅰ～Ⅱの婦人科下腹部手術を受ける40症例
〈方　　法〉 麻酔は硬膜外麻酔と全身麻酔を併用した。全身麻酔はフェンタニル100 μg プロポフォール3 μg/ml とベクロニウムあるいはロクロニウムで導入し,術中はレミフェンタニル0.25 μg/kg/min とプロポフォールで維持した。プロポフォール濃度は BIS を指標に適宜増減した。硬膜外麻酔は T 12/L 1 または L 1/2 より挿入した硬膜外チューブから以下のように局所麻酔薬を投与した。

レボブピバカイン群:0.375％レボブピバカインを初回6 ml 投与後,追加は適宜4 ml 投与。ロピバカイン群:0.375％ロピバカインを初回6 ml 投与後,追加は適宜4 ml 投与。

なお,必要であればフェンタニルの追加やレミフェンタニルの増減は可とした。
このような投与方法を選んだのは,①われわれの施設での通常使用方法で比較し,レボブピバカインの実践的有用性や安全性を比較したかったこと,②また全身麻酔を併用している場合には,局所麻酔薬中毒で心毒性に先立ち生じる中枢神経毒性の症状が検知できないため,単回多量投与には安全性に問題があること,

表 4　全身麻酔併用硬膜外麻酔の使用例

	手術部位	硬膜外カテーテル挿入部位	投与量および投与方法	併用した全身麻酔方法
De Cosmo G, Congedo E, Lai C, et al. Ropivacaine vs. levobupivacaine combined with sufentanil for epidural analgesia after lung surgery. Eur J Anaesthesiol 2008；25：1020-5.	開胸手術	T4～8	①初回　0.5％レボブピバカイン　3 ml＋6 ml　または 0.75％ロピバカイン ②→　0.125％レボブピバカイン　5 ml/hr または 0.2％ロピバカイン ＋ スフェンタニル　1 μg/ml	③→左記硬膜外麻酔薬投与後に全身麻酔の開始 導入 プロポフォール アトラクリウム 維持 セボフルラン or スフェンタニル
Crews JC, Hord AH, Denson DD, et al. A comparison of the analgesic efficacy of 0.25％ levobupivacaine combined with 0.005％ morphine, 0.25％ levobupivacaine alone, or 0.005％ morphine alone for the management of postoperative pain in patients undergoing major abdominal surgery. Anesth Analg 1999；89：1504-9.	開腹手術	上腹部 T8～10 下腹部 T10～12	①初回　0.75％レボブピバカイン　6～12 ml ②→15分経過後，麻酔範囲が不十分な場合 0.75％レボブピバカイン 5 ml を1～2回追加 （①＋②平均約 10 ml）　onset 11.0±12.5分 ④→術中は麻酔科医の判断により 0.75％レボブピバカイン 5～8 ml を追加 （術中追加量も平均約 10 ml だが手術時間の記載なし）	③→左記硬膜外麻酔薬投与後に全身麻酔の開始 導入 プロポフォール or エトミデート ロクロニウム or ベクロニウム or パンクロニウム 維持 セボフルラン or イソフルラン or レミフェンタニル
Launo C, Gastaldo P, Piccardo F, et al. Perioperative thoracic epidural analgesia in aortic surgery：role of levobupivacaine. Minerva Anestesiol 2003；69：751-60, 760-4.	開腹手術（腹部大動脈瘤）	T9～L1	②手術終了1時間前に 0.125％レボブピバカイン 10 ml＋フェンタニル 50 μg または 0.2％ロピバカイン ③→術後 ICU で 0.125％レボブピバカイン＋フェンタニル 4 μg/ml 10 ml/hr または 0.2％ロピバカイン	①硬膜外カテーテル留置後に全身麻酔の開始 導入 レミフェンタニル プロポフォール アトラクリウム 維持 セボフルラン レミフェンタニル

③もちろん全身麻酔を併用しているので，多量投与が必要ないことなどが理由である．

〈結　果〉　患者背景（身長，体重，年齢）手術時間，麻酔時間に有意差はなかった．

ⓐ　有効性（鎮痛作用・運動神経遮断作用）

術中使用した，フェンタニル，レミフェンタニル，プロポフォールの使用量に有意差はなかった．

局所麻酔薬の総使用量はレボブピバカイン 47.1±15.9 mg とロピバカイン 40.2±8.2 mg で有意差は認められなかった．

術直後の視覚評価尺度（visual analogue scale：VAS）も，安静時（レボブピバカイン 3±10，ロピバカイン 10±10），体動時（レボブピバカイン 5±10，ロピバカイン 15±25）と有意差は認めず，術直後の Bromage scale もレボブピバカイン 1.1±0.9，ロピバカイン 1.0±0.8 と 2 群間に有意差は認められなかった（**図 3**）．

ⓑ　安全性（副作用）

硬膜外麻酔薬投与前後を含めて術中の 5 ポイントにおいて血圧と心拍数を比較したが，有意差はなく（**図 4**），昇圧薬（エフェドリン）の使用量にもレボブピバカイン群 22±4.8 mg，ロピバカイン群 20±3.6 mg と有意差はなかった．また治療を要する不整脈の出現もなかった．

以上のことから全身麻酔併用の硬膜外麻酔時のレボブピバカインは，0.375％の 4～6 ml 投与の繰り返し使用においては，ロピバカインと同様に有用であり，

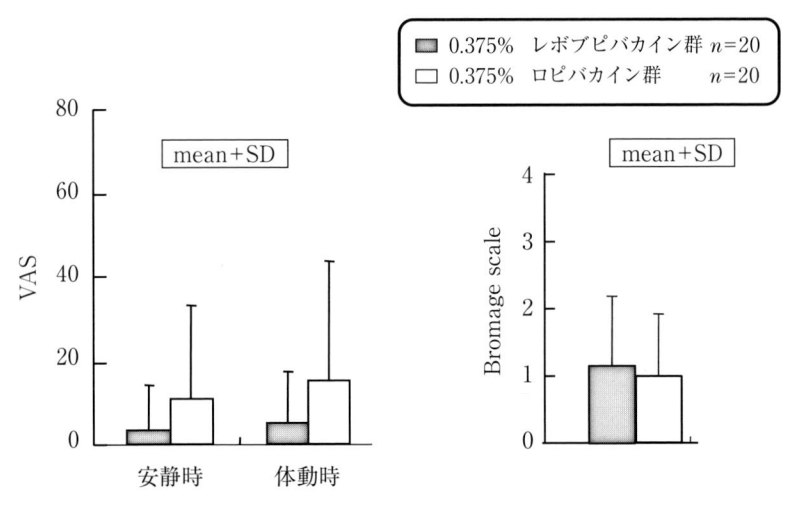

図 3　術直後の VAS（visual analogue scale）と Bromage scale

血圧低下や重篤な不整脈の出現などの副作用もみられず安全に使用できると思われた。

　運動神経遮断に関しては，胸部の硬膜外麻酔ではあまり問題とならない[25]が，腰部硬膜外麻酔では運動神経ブロックをしばしば経験し[26]，早期離床には問題となる。今回の症例は下腹部手術であり，下部胸椎から上部腰椎での硬膜外カテーテル留置であり，下肢への影響が懸念された。しかし，術直後の Bromage scale に両群で有意差がみられず，当日の夜には（レボブピバカイン 0.25％の 4 ml/hr の持続投与を行っていたが）scale は 0.1±0.1 であった。歩行開始は当院婦人科のパスから翌日昼前後が多いが，歩行開始までの時間はレボブピバカイン群 20.4±8.0 時間，ロピバカイン群 21.8±11.9 時間と有意差はなかった。このことから，T12/L1 または L1/2 に留置された硬膜外カテーテルからの 0.375％の濃度で 1 回量 4 ml 繰り返し投与では，手術終了時にも大きな運動神経ブロックの残存はみられず，不必要な運動神経遮断作用は術後早期に消失するものと思われた。また，導尿カテーテル抜去後に尿閉となった症例もなかった。

　このようにしてみると，レボブピバカインは従来使用している長時間作用性局所麻酔薬であるロピバカインと同じ感覚で使用してよいと思われる。ただし，力価はロピバカインより若干（1〜1.5 倍程度）強いので，それを考慮する必要がある。つまり，症例によっては，同様に用いた場合に"より良好な鎮痛効果が得られる可能性がある"一方，"より強力に筋弛緩作用が生じる可能性があること"や"血圧

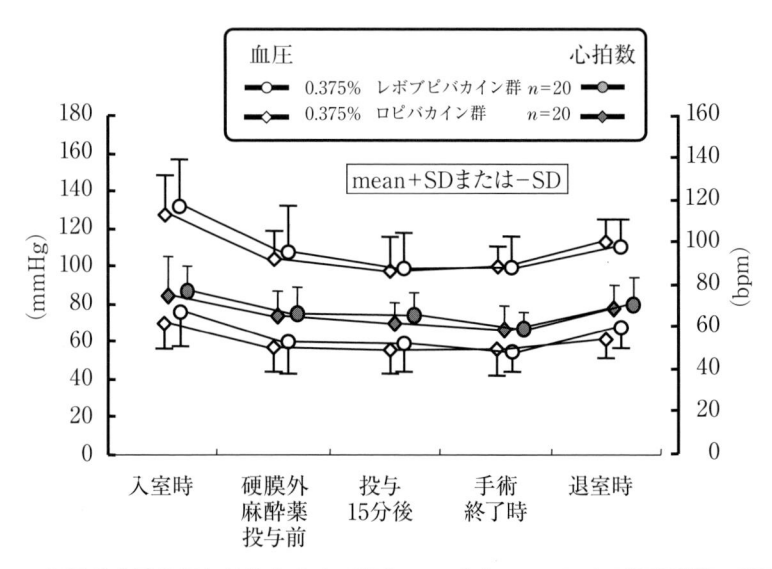

図 4　硬膜外麻酔薬投与前後を含めて術中の 5 ポイントにおける循環動態の推移

低下などの副作用がより強力に生じる可能性があること"を念頭に使用すべきである。より強力な筋弛緩作用は，術中の筋弛緩薬の使用を減量させることができるかもしれないが，腰部での使用では術後早期離床にとってはマイナスであるかもしれない。

海外での使用のように，長時間作用性という特性をいかし，高濃度0.75％での使用により，投与回数を少なくすることも有用であるが，0.375％での使用により術中はもちろん術後には運動神経遮断が早期に消失することをねらうのも一方法と考える。

> ★全身麻酔併用時の使用はロピバカインと同じ感覚で使用可能。

● 硬膜外＋脊髄くも膜下麻酔 ●

a 海外での使用方法

海外には脊椎麻酔用のレボブピバカインもあるようだが，脊椎麻酔薬は少量使用であるため，局所麻酔薬中毒などの副作用が生じにくく，そのメリットは少ない。ブピバカインにより脊椎麻酔を行い，効果が低減したところで，硬膜外麻酔の薬物としてレボブピバカインを使用することが一般的なようだ。報告として，spinalには0.5％ブピバカイン2 mlを使用し，その1時間後に0.75％レボブピバカインを10 ml使用しているものがある[27]。比較研究としては難しいためか，その他の報告は見あたらなかった。

b わが国での使用方法

国内での使用についてはまだ報告がない。

当院での使用方法を示す。脊髄くも膜下麻酔には症例の状態を考慮し，等比重（あるいは高比重）0.5％ブピバカインを3～4 ml使用する。これにより通常脊髄くも膜下麻酔の効果は2～5時間持続するが，手術時間が延長し脊髄くも膜下麻酔の効果が減弱してきた場合には，血圧の上昇や心拍数の増加などからその徴候を得て，硬膜外麻酔を留置したカテーテルから使用する。投与量は，全身麻酔併用と同様に，必要量（4～6 ml程度）を投与し，それによる血行動態の変化を加味し，次の投与量を考えている。

> ★脊硬麻での使用も，全身麻酔併用時の使用と同様にロピバカインと同じ感覚で。

以上，まとめると
・1回に多量使用する場合には20 mlまででテストドーズを使用する。血管内誤投与の発見のための薬液としてはエピネフリン添加のリドカインが望ましい。
・繰り返し投与する場合の使用量は今までの長時間作用性局所麻酔薬（ロピバカイン）と同程度でよく，投与間隔も同程度でよい。各投与時には吸引試験を行う。

・どの場合でも，患者の循環動態をしっかりとモニターし，投与量や投与間隔にフィードバックする。

(4) 極量(推奨最大投与量)について

教科書や製薬会社などにより推奨される局所麻酔薬の極量は，エビデンスに基づかないものであり[28]，本当の意味での極量ではないかもしれないが，代表的な値を知っておくことは大切である。もちろん，その極量は，局所麻酔薬の初期吸収率を上昇させるような妊娠後期，高齢者，尿毒症などの状態では，健康な若い人での量よりも少なくなるのは当然である。

a　わが国での極量

わが国での極量については，第Ⅲ相試験で用いられた量が指標となる。つまり，"0.75%20 ml = 150 mg"が単回投与時の極量と考えられている。それ以外の推奨量は今の時点ではない。

b　海外での極量

海外で使用されているレボブピバカイン(キロカイン®)のアボット社による使用方法説明書によると，"単回投与の最大量"はわが国と同様に"150 mg"が推奨されている。"1日の最大投与量"は"400 mg"が推奨されている。

400 mg は 0.75%レボブピバカイン約53.3 ml である。例えば，原液 4 ml/hr で使用する場合13時間20分程度であり，6 ml 初回投与後1時間おきに4 ml 投与するならば約12時間投与可能な計算になる。

次項(実際の使用例の提示)に例として著者の実際の使用方法を示すが，著者の場合は倍希釈の0.375%レボブピバカインを4〜6 ml/回使用することが多いので，400 mg はちょうど1日中(24時間)投与できる量ということになる。

以上，わが国と海外に分けて，硬膜外単独と全身麻酔や脊椎麻酔と併用した場合について，また推奨最大投与量について述べたが，実際の日常診療ではもちろん各々の患者の病態や手術時間を考慮に入れ，投与量を決めることは当然である。では，実際どのように使用すればよいのだろうか。次に，いくつか症例を提示する。

(5) 実際の使用例の提示

以下に著者が行った実際の麻酔症例を提示する。

なお，わが国で市販されている硬膜外麻酔に使用するレボブピバカインとしては，0.75%10 ml アンプル，0.75%10 ml シリンジ，0.75%20 ml アンプルがあるが，当院では0.75%20 ml アンプルを使用している。

[**症例1**]（上腹部手術での，全身麻酔併用の胸部硬膜外麻酔への使用，図5）
　症例は40代の女性で胃癌に対し，腹腔鏡補助下胃全摘術が行われた。
　身長158 cm，体重50 kg，ASA classⅡ，前投薬はなし
〈方　　法〉　T 8/9 より硬膜外カテーテルを頭側に 6.5 cm 挿入した。血液や髄液の逆流のないことと，生食を注入し注入痛がないことを確認した。テストドーズは行わなかった。また，硬膜外カテーテル挿入に際し，フェンタニル 50 μg を鎮痛目的に静注した。導入は，フェンタニル 50 μg，プロポフォール TCI 4 μg/ml，レミフェンタニル 0.1 μg/kg/min で行い気管挿管した。麻酔の維持は，酸素，空気，プロポフォール TCI 2.4〜2.8 μg/ml，レミフェンタニル 0.07 μg/kg/min で行った。
　硬膜外麻酔は，まず導入後，手術開始前に2倍希釈である 0.375％レボブピバカイン 6 ml を血液や髄液の逆流がないことを確認したのち硬膜外に単回投与した。本症例では手術開始約15分前ではあり，執刀による刺激を防ぐことができた。硬膜外麻酔の追加は，初回投与約45分後に2回目として 0.375％レボブピバカイン 4 ml を単回投与した。3回目は約1時間後，4回目以降は約75分間隔で硬膜外麻酔を投与した。最後は手術終了約20分前の投与であり，続いて術後鎮痛として手術終了時に 0.125％レボブピバカインにフェンタニル 400 μg（2 μg/ml）を加えたものをディスポーザブル型薬液注入器を用いて 4 ml/hr で持続投与を開始した。
　若いかたの上腹部手術であり硬膜外麻酔薬が多く必要になるかと予想していた。しかし，腹腔鏡補助下という比較的低侵襲でもあり，術中の 0.375％レボブピバカイン 4 ml の追加は約75分間隔で過度な血圧低下を来すことなく，長時間の手術であったが良好な鎮痛が得られた。

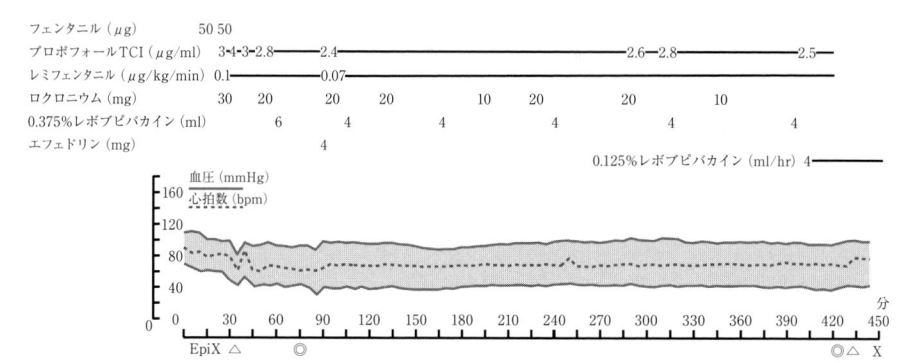

図5　症例1：上腹部手術での，全身麻酔併用の胸部硬膜外麻酔への使用

[**症例2**]（胸部手術での，全身麻酔併用の胸部硬膜外麻酔への使用，**図6**）
　症例は70代の女性で胸壁・胸膜腫瘍に対し，胸腔鏡補助下腫瘍摘出術が行われた．
　　　身長148.5 cm，体重41.5 kg，ASA class Ⅱ，前投薬はなし
〈方　　法〉　T6/7より硬膜外カテーテルを頭側に6 cm挿入した．血液や髄液の逆流のないことと，生食を注入し注入痛がないことを確認した．テストドーズは行わなかった．導入は，フェンタニル100 μg，プロポフォール TCI 3 μg/ml，レミフェンタニル0.1 μg/kg/minで行い，ダブルルーメンチューブを気管挿管した．麻酔の維持は，酸素，空気，プロポフォール TCI 1.5～3 μg/ml，レミフェンタニル0.1 μg/kg/minで行った．硬膜外麻酔は，まず導入後，手術開始前に2倍希釈である0.375%レボブピバカイン6 mlを血液や髄液の逆流がないことを確認したのち硬膜外に単回投与した．本症例では手術開始15分前ではあり，執刀による刺激を防ぐことができた．硬膜外麻酔の追加は，初回投与約45分後に2回目として0.375%レボブピバカイン4 mlを単回投与した．3回目は手術終了時に0.375%レボブピバカイン4 mlを単回投与したが，2回目と3回目の間は約45分後であった（なお，術後鎮痛として本症例では手術中から0.125%レボブピバカインにフェンタニル400 μg（2 μg/ml）を加えたものをディスポーザブル型薬液注入器を用いて4 ml/hrで持続投与した）．
　上腹部手術と同様に疼痛刺激が強いと考えられる胸部手術であるが，胸腔鏡補助による小切開であったこと，小柄で比較的高齢な女性であったことなどから，0.375%レボブピバカイン4～6 ml投与では過度な血圧低下を来すことなく，良好な鎮痛が得られた．長時間作用性の局所麻酔薬であるが，循環動態が安定していれば本症例のように0.375%4 ml程度を45分おきに投与することは問題ないと思われた．また，筋弛緩薬の追加投与は必要なかった．

[**症例3**]（下腹部手術での，全身麻酔併用の下胸部硬膜外麻酔への使用，**図7**）
　症例は30代の女性で卵巣腫瘍の茎捻転に対し，緊急で開腹子宮付属器腫瘍摘出術が行われた．
　　　身長158 cm，体重60 kg，ASA class ⅡE，前投薬はなし
〈方　　法〉　T12/L1より硬膜外カテーテルを頭側に6 cm挿入した．血液や髄液の逆流のないことと，生食を注入し注入痛がないことを確認した．テストドーズは行わなかった．導入は，フェンタニル100 μg，プロポフォール TCI 5 μg/ml，レミフェンタニル0.1 μg/kg/minで行い気管挿管した．麻酔の維持は，酸素，空気，プロポフォール TCI 3 μg/ml，レミフェンタニル0.07 μg/kg/minで行った．
　硬膜外麻酔は，まず導入後，手術開始前に2倍希釈である0.375%レボブピバ

フェンタニル（μg）	100		50
プロポフォールTCI（μg/ml）	5–3 ————————————————		2.5 ———
レミフェンタニル（μg/kg/min）	0.1–0.07 ————————————————		0.03 ———
ロクロニウム（mg）	30		
エフェドリン（mg）		4	
0.375%レボブピバカイン（ml）	6	4	4
0.125%レボブピバカイン（ml/hr）			4 ———

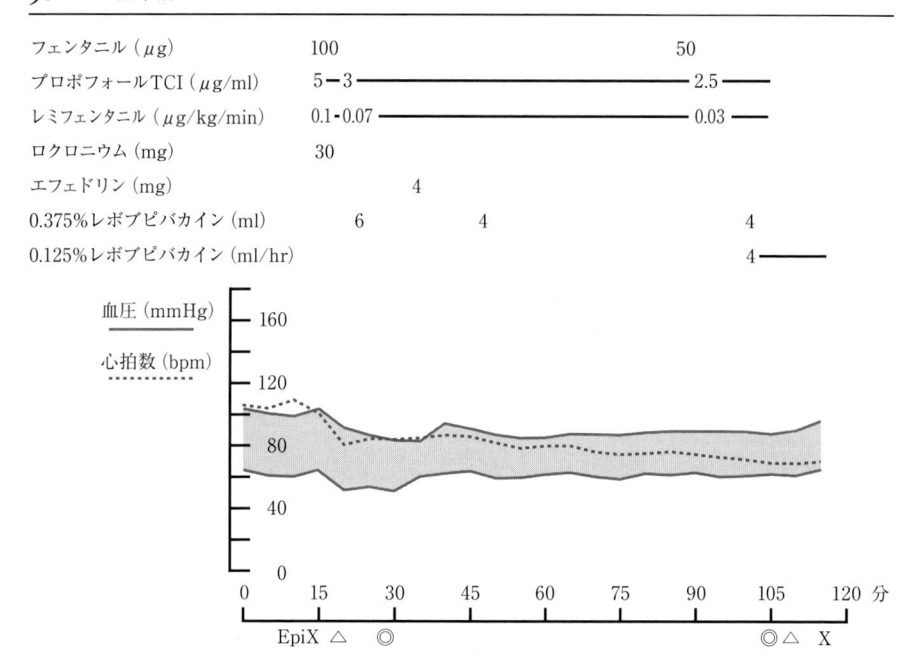

図6　症例2：胸部手術での，全身麻酔併用の胸部硬膜外麻酔への使用

カイン6 ml を血液や髄液の逆流がないことを確認したのち硬膜外に単回投与した．本症例では手術開始5分前ではあったが，執刀による刺激を防ぐことができた．硬膜外麻酔の追加は，初回投与約30分後に2回目として0.375%レボブピバカイン4 ml を単回投与した．3回目は手術終了時に0.375%レボブピバカイン4 ml を単回投与したが，2回目と3回目の間は約1時間であった（なお，術後鎮痛として手術終了時に0.125%レボブピバカインにフェンタニル400μg（2μg/ml）を加えたものをディスポーザブル型薬液注入器を用いて4 ml/hr で持続投与した）．

麻酔導入時には血液量が減少している状態であったが，0.375%レボブピバカイン4〜6 ml 投与では過度な血圧低下を来すことなく，良好な鎮痛が得られた．輸液負荷により徐々に循環は安定した．

[**症例4**]（下腹部手術での，全身麻酔併用の下胸部硬膜外麻酔への使用，**図8**）
（持続投与例）

　症例は70代の女性でS状結腸腫瘍に対し，開腹S状結腸切除術が施行された．
　　身長153.8 cm，体重47 kg，ASA class II，前投薬はなし
〈方　　法〉　硬膜外カテーテルを T 12/L 1 より頭側に6 cm 挿入した．血液や

フェンタニル (μg)	100					
プロポフォール TCI (μg/ml)	3 ——— 2 ——— 1.5 ———————————————					
レミフェンタニル (μg/kg/min)	0.1 ———————————————— 0.07 ·0.03 —					
ロクロニウム (mg)	30					
0.375%レボブピバカイン (ml)		6	4		4	
エフェドリン (mg)		4				
0.125%レボブピバカイン (ml/hr)				4 ———————		

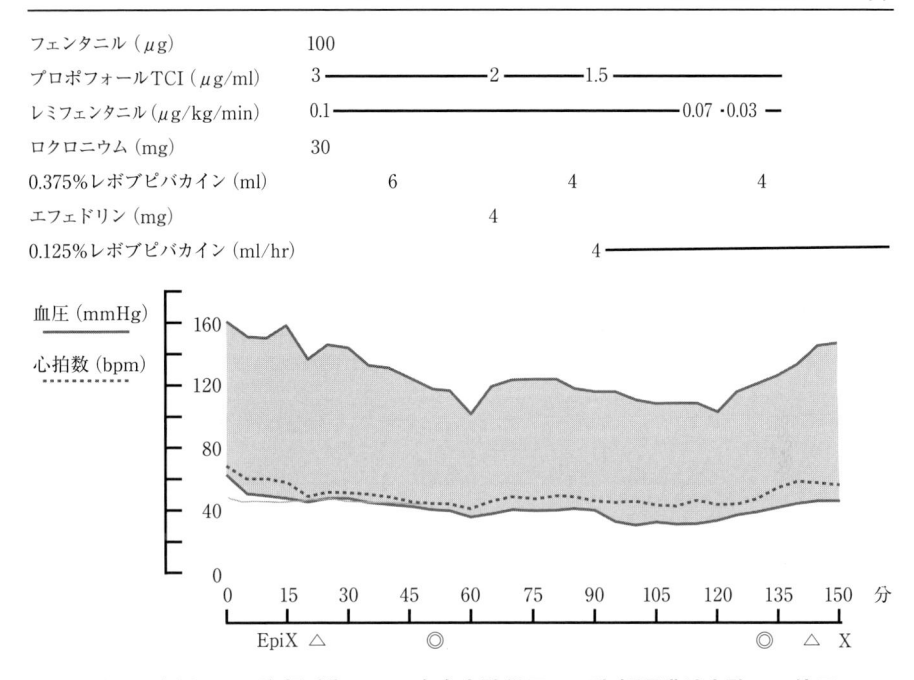

図7 症例3：下腹部手術での，全身麻酔併用の下胸部硬膜外麻酔への使用

髄液の逆流のないことと，生食を注入し注入痛がないことを確認した。テストドーズは行わなかった。また，硬膜外カテーテル挿入に際し，フェンタニル 50μg を鎮痛目的に静注した。フェンタニル 50μg，プロポフォール TCI 3μg/ml，レミフェンタニル 0.17μg/kg/min で行い気管挿管した。麻酔維持は，酸素，空気，プロポフォール TCI 2.8～3μg/ml，レミフェンタニル 0.03～0.1μg/kg/min で行った。

硬膜外麻酔は，導入後執刀前に，レボブピバカイン 0.75% を倍希釈 0.375% とし，6ml を単回投与した。本症例では手術開始 13 分前ではあったが，執刀による刺激を防ぐことができた。開腹後腸管操作が行われたころから，急激な血圧低下と顔面の紅潮がみられ，腸管膜牽引症候群が疑われた。輸液負荷，エフェドリン，フェニレフリンにて対処した。硬膜外麻酔薬単回投与による血圧低下を避けるため，硬膜外麻酔薬初回投与約 30 分後から 0.375% レボブピバカインを 4ml/hr で持続投与した。その後，血圧は回復し逆に高値となってきたため，単回投与 2ml の追加と，持続投与速度を 6ml/hr へと増量した。以後，血圧が低下時に 1 回フェニレフリンを投与したが，それ以外には血行動態は安定していた。手術終了時に 0.375% の持続投与を中止し，術後鎮痛に切り替えた（術後鎮痛は 0.25% を倍希釈した 0.125% レボブピバカイン 200ml にフェンタニル 400μg（2μg/ml）を加え

```
フェンタニル (μg)                    50 50              50 50
プロポフォールTCI (μg/ml)            3 ——      3 —— 2.8 —————————————————————— 2 ——
レミフェンタニル (μg/kg/min)         0.17 ——   0.03 ——————— 0.1 —— 0.06 —————————————— 0.03 ——
ロクロニウム (mg)                    30        10             10
0.375%レボブピバカイン (ml)                    6              2
0.375%レボブピバカイン (ml/hr)                        4 ——————— 6 ——————————————————
エフェドリン (mg)                              4  6
フェニレフリン (mg)                                    0.1                    0.1
                                                                              0.125%レボブピバカイン (ml/hr) 4 ——
```

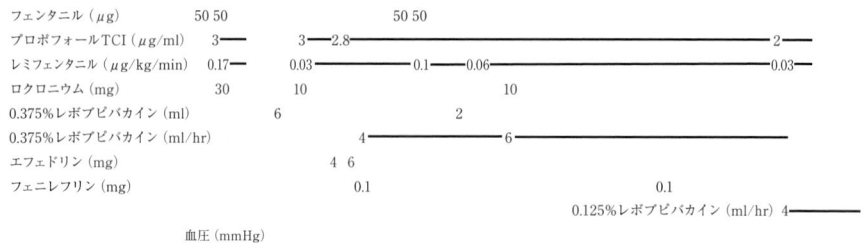

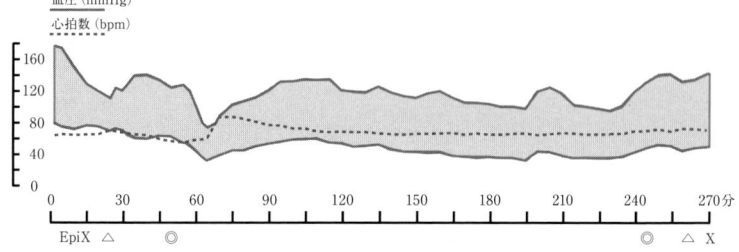

図8 症例4：下腹部手術での，全身麻酔併用の下胸部硬膜外麻酔への使用

たものをディスポーザブル型精密持続注入器を使い4 ml/hrで開始した)。

　本症例では，手術開始初期の段階で手術要因により血圧が低下したため，硬膜外麻酔薬の単回投与時の血圧低下をきらい，持続投与を行い，術中は安定した循環を得られた。本症例の年齢・体格から，単回投与なら1回0.375%レボブピバカイン4 mlを1時間以上間隔を空けて投与する予定であったが，持続投与を4 ml/hrで開始したところ，血圧が上昇してきたため，6 ml/hrに変更した。持続投与では，間欠投与に比べ，時間経過とともに効果範囲が減少するとの報告[29]があり，本症例でも間欠投与に比べ高用量が必要となったのかもしれない。ただし，短時間作用性局所麻酔薬に比べ，長時間作用性局所麻酔薬の持続投与の方が痛覚遮断域の減少が少ないとの報告[30]もある。したがって，数時間の手術で局所麻酔薬の投与前後の循環変動を避けたい場合には，長時間作動性であるレボブピバカインの持続投与もよいと考える。手術が長時間にわたり，血圧や心拍数の上昇などから麻酔範囲が狭くなってきたと思われた場合には単回投与を追加することも一つの方法である。

まとめ

・単回多量投与としては，0.75%レボブピバカイン20 mlを極量と考え，通常は0.5〜0.75%で10〜20 mlを症例の状態により使用する。
・必ず，テストドーズを行うこと。
・繰り返し投与の場合は，さまざまな投与方法が考えられるが，著者の基本的な

〈メモ〉テストドーズについて

　前述したように多量単回投与時には，血管内誤注入やくも膜下誤投与を早期に発見するためにエピネフリン添加のリドカインが推奨されており，著者も必要であると考えている．しかし，全身麻酔併用時や脊髄くも膜下麻酔併用時のように少量繰り返し投与時には著者はテストドーズは行っていない．

　理由として，まずくも膜下誤投与に対してはいまだ有用なテストドーズがないこと[31]が挙げられる．次に，血管内誤投与には10〜15μgエピネフリン添加により"収縮期血圧の15mmHg以上の上昇や心拍数の10bpmの上昇"という指標が示されているが，血管内誤投与によるエピネフリン添加による血圧や心拍数の上昇の検知の精度の問題や，テストドーズ自体の危険性の問題，またテストドーズの3mlのためだけに薬液を1つ追加使用することによる経済的な面などが挙げられる．また，レボブピバカインそのものによるテストドーズ(25mg)は意味がない[32]とされており，その量は少量繰り返し投与の量(0.375% 4〜6ml＝15〜22.5mg)と大差がない．加えてカテーテルの迷入は挿入時だけではなく，そのつどテストドーズを用いることもできない．以上の理由から，著者自身は少量繰り返し投与時には，テストドーズは行っていない．もちろん，投与のたびに吸引試験は行い，血液や髄液の逆流がないことはしっかり確認し，予期せぬ循環変動がないかを注意深く観察しているつもりである．

投与方法は，"0.375%レボブピバカインを初回投与量6ml使用し，追加は4mlを血圧などの循環動態を参考に30分〜1時間30分ごとに行う．"
・投与のたびに，吸引試験を行い，血管内やくも膜下内にカテ先がないことを確認する．
　(術後鎮痛への使用研究であるが)総量がいっしょならば鎮痛効果はいっしょであるとの報告[33]もあるので，濃度や投与量を変えて皆さんの使用しやすい方法を見つけていただきたい．
　最後に，本節が皆さんの術中硬膜外麻酔薬選択の一助になれば幸いである．

文　献

1) Atiénzar MC, Palanca JM, Torres F, et al. A randomized comparison of levobupivacaine, bupivacaine and ropivacaine with fentanyl, for labor analgesia. Int J Obstet Anesth 2008 ; 17 : 106-11.
2) Bräu ME, Branitzki P, Olschewski A, et al. Block of neuronal tetrodotoxin-resistant Na^+ currents by stereoisomers of piperidine local anesthetics. Anesth Analg 2000 ; 91 : 1499-505.
3) Kanai Y, Katsuki H, Takasaki M. Comparisons of the anesthetic potency and intracellular concentrations of $S(-)$ and $R(+)$ bupivacaine and ropivacaine in crayfish giant axon *in vitro*. Anesth Analg 2000 ; 90 : 415-20.
4) Leone S, Di Cianni S, Casati A, et al. Pharmacology, toxicology, and clinical use of new long acting local anesthetics, ropivacaine and levobupivacaine. Acta Biomed 2008 ; 79 : 92-105.
5) Polley LS, Columb MO, Naughton NN, et al. Relative analgesic potencies of ropivacaine and bupivacaine for epidural analgesia in labor : implications for therapeutic indexes. Anesthesiology 2003 ; 99 : 1354-8.
6) Capogna G, Celleno D, Fusco P, et al. Relative potencies of bupivacaine and ropivacaine for analgesia in labour. Br J Anaesth 1999 ; 82 : 371-3.
7) Lyons G, Columb M, Wilson RC, et al. Epidural pain relief in labour : potencies of levobupivacaine and racemic bupivacaine. Br J Anaesth 1998 ; 81 : 899-901.
8) Polley LS, Columb MO, Naughton NN, et al. Relative analgesic potencies of levobupivacaine and ropivacaine for epidural analgesia in labor. Anesthesiology 2003 ; 99 : 1354-8.
9) Benhamou D, Ghosh C, Mercier FJ. A randomized sequential allocation study to determine the minimum effective analgesic concentration of levobupivacaine and ropivacaine in patients receiving epidural analgesia for labor. Anesthesiology 2003 ; 99 : 1383-6.
10) Lacassie HJ, Habib AS, Lacassie HP, et al. Motor blocking minimum local anesthetic concentrations of bupivacaine, levobupivacaine, and ropivacaine in labor. Reg Anesth Pain Med 2007 ; 32 : 323-9.
11) Ohmura S, Kawada M, Ohta T, et al. Systemic toxicity and resuscitation in bupivacaine-, levobupivacaine-, or ropivacaine-infused rats. Anesth Analg 2001 ; 93 : 743-8.
12) CHIROCAINE Summary of Product Characteristics. Abbott Laboratories Limited at http : //emc.medicines.org.uk/ The electronic Medicines Compendium.
13) Cox CR, Faccenda KA, Gilhooly C, et al. Extradural $S(-)$-bupivacaine : comparison with racemic *RS*-bupivacaine. Br J Anaesth 1998 ; 80 : 289-93.
14) Kopacz DJ, Allen HW, Thompson GE. A comparison of epidural levobupiva-

caine 0.75% with racemic bupivacaine for lower abdominal surgery. Anesth Analg 2000 ; 90 : 642-8.
15) Faccenda KA, Simpson AM, Henderson DJ, et al. A comparison of levobupivacaine 0.5% and racemic bupivacaine 0.5% for extradural anesthesia for caesarean section. Reg Anesth Pain Med 2003 ; 28 : 394-400.
16) Casimiro C, Rodrigo J, Mendiola MA, et al. Levobupivacaine plus fentanyl versus racemic bupivacaine plus fentanyl in epidural anaesthesia for lower limb surgery. Minerva Anestesiol 2008 ; 74 : 381-91.
17) Peduto VA, Baroncini S, Montanini S, et al. A prospective, randomized, double-blind comparison of epidural levobupivacaine 0.5% with epidural ropivacaine 0.75% for lower limb procedures. Eur J Anaesthesiol 2003 ; 20 : 979-83.
18) Casati A, Santorsola R, Aldegheri G, et al. Intraoperative epidural anesthesia and postoperative analgesia with levobupivacaine for major orthopedic surgery : a double-blind, randomized comparison of racemic bupivacaine and ropivacaine. J Clin Anesth 2003 ; 15 : 126-31.
19) Koch T, Fichtner A, Schwemmer U, et al. Levobupivacaine for epidural anaesthesia and postoperative analgesia in hip surgery : A multi-center efficacy and safety equivalence study with bupivacaine and ropivacaine. Anaesthesist 2008 ; 57 : 475-82.
20) Brown DL. 第43章 脊髄くも膜下麻酔, 硬膜外麻酔, 仙骨麻酔. ロナルド D. ミラー編：武田純三監訳. ミラー麻酔科学. 東京：メディカル・サイエンス・インターナショナル；2007. p.1287-310.
21) 丸石製薬. MR8A2（塩酸レボブピバカイン注）の硬膜外麻酔における第III相臨床試験（MR8A2-09）治験総括報告書.
22) De Cosmo G, Congedo E, Lai C, et al. Ropivacaine vs. levobupivacaine combined with sufentanil for epidural analgesia after lung surgery. Eur J Anaesthesiol 2008 ; 25 : 1020-5.
23) Crews JC, Hord AH, Denson DD, et al. A comparison of the analgesic efficacy of 0.25% levobupivacaine combined with 0.005% morphine, 0.25% levobupivacaine alone, or 0.005% morphine alone for the management of postoperative pain in patients undergoing major abdominal surgery. Anesth Analg 1999 ; 89 : 1504-9.
24) Launo C, Gastaldo P, Piccardo F, et al. Perioperative thoracic epidural analgesia in aortic surgery : role of levobupivacaine. Minerva Anestesiol 2003 ; 69 : 751-60, 760-4.
25) Dernedde M, Stadler M, Bardiau F, et al. Comparison of different concentrations of levobupivacaine for post-operative epidural analgesia. Acta Anaesthesiol Scand 2003 ; 47 : 884-90.
26) Murdoch JA, Dickson UK, Wilson PA, et al. The efficacy and safety of three

concentrations of levobupivacaine administered as a continuous epidural infusion in patients undergoing orthopedic surgery. Anesth Analg 2002 ; 94 : 438-44.
27) Sitsen E, van Poorten F, van Alphen W, et al. Postoperative epidural analgesia after total knee arthroplasty with sufentanil 1 microg/ml combined with ropivacaine 0.2%, ropivacaine 0.125%, or levobupivacaine 0.125% : a randomized, double-blind comparison. Reg Anesth Pain Med 2007 ; 32 : 475-80.
28) Rosenberg PH, Veering BT, Urmey WF. Maximum recommended doses of local anesthetics : a multifactorial concept. Reg Anesth Pain Med 2004 ; 29 : 564-75.
29) Ueda K, Ueda W, Manabe M. A comparative study of sequential epidural bolus technique and continuous epidural infusion. Anesthesiology 2005 ; 103 : 126-9.
30) Kanai A, Osawa S, Suzuki A, et al. Regression of sensory and motor blockade, and analgesia during continuous epidural infusion of ropivacaine and fentanyl in comparison with other local anesthetics. Pain Med 2007 ; 8 : 546-53.
31) Guay J. The epidural test dose : a review. Anesth Analg 2006 ; 102 : 921-9.
32) Owen MD, Gautier P, Hood DD. Can ropivacaine and levobupivacaine be used as test doses during regional anesthesia? Anesthesiology 2004 ; 100 : 922-5.
33) Dernedde M, Stadler M, Bardiau F, et al. Comparison of different concentrations of levobupivacaine for post-operative epidural analgesia. Acta Anaesthesiol Scand 2003 ; 47 : 884-90.

(黒川　博己)

第1章 レボブピバカインによる術中硬膜外麻酔

II

はじめに

　レボブピバカイン(ポプスカイン®)が術中硬膜外麻酔の使用において承認されている効能・効果は現在のところ0.75％製剤のみである。2001年8月にレボブピバカインと同様に長時間作用型である局所麻酔薬のロピバカインが発売されたが，われわれの施設ではレボブピバカインを導入するまで，術中および術後の硬膜外麻酔にはメピバカインを使用してきた。本節では，0.75％レボブピバカインを使用するうえで，文献的なデータを示すとともに，当施設における術中硬膜外麻酔の実際の使い方や術直後の臨床データを紹介する。

(1) レボブピバカインによる硬膜外麻酔の特徴

　ここでは新しい局所麻酔薬であるレボブピバカインについて，ロピバカインと比較して行われた国内第III相臨床試験の結果を中心にその特徴について紹介する。

1 レボブピバカインの特徴

　ブピバカインには光学異性体が存在し，$S(-)$体と$R(+)$体がある。レボブピ

表1　ラットにおけるブピバカインと$S(-)$体ブピバカインの毒性濃度の比較

	ブピバカイン	$S(-)$体ブピバカイン (レボブピバカイン)
痙攣閾値投与量(mg/kg)	5.0 ± 1.2	6.3 ± 1.4*
血中濃度(μg/ml)	5.3 ± 1.0	6.7 ± 1.4*
タンパク非結合型血中濃度(μg/ml)	0.8 ± 0.3	1.3 ± 0.4*
脳内濃度(μg/g)	10.9 ± 3.1	14.6 ± 3.6*

*$P<0.05$
　レボブピバカインの方がいずれにおいても高値を示し，毒性が低いことが示される。
　[Tanaka K, Oda Y, Funao T, et al. Dexmedetomidine decreases the convulsive potency of bupivacaine and levobupivacaine in rats: Involvement of α_2-adrenocepter for controlling convulsions. Anesth Analg 2005；100：687-96 より引用]

バカインは100% $S(-)$ 体を有し，これは先に販売されたロピバカインと同様である。S 体は心筋 Na チャネルへの作用が弱い。そのためレボブピバカインはブピバカインと同等の麻酔効果を有しながら，より毒性が低く安全性が高い薬物として期待される（**表1**[1]）。

2 レボブピバカインによる硬膜外麻酔の痛覚遮断

0.75%レボブピバカイン痛覚神経遮断効果について，国内第Ⅲ相臨床試験が行われた。対象は硬膜外麻酔による下腹部あるいは下肢手術を受ける手術患者55

(a) 発現頻度（%）
- ■ 0.75%レボブピバカイン ($n=30$)
- □ 0.75%ロピバカイン ($n=25$)

(b) 作用発現時間（分）
- ■ 0.75%レボブピバカイン ($n=27$)
- □ 0.75%ロピバカイン ($n=19$)

(c) 作用持続時間（分）
- ■ 0.75%レボブピバカイン ($n=27$)
- □ 0.75%ロピバカイン ($n=18$)

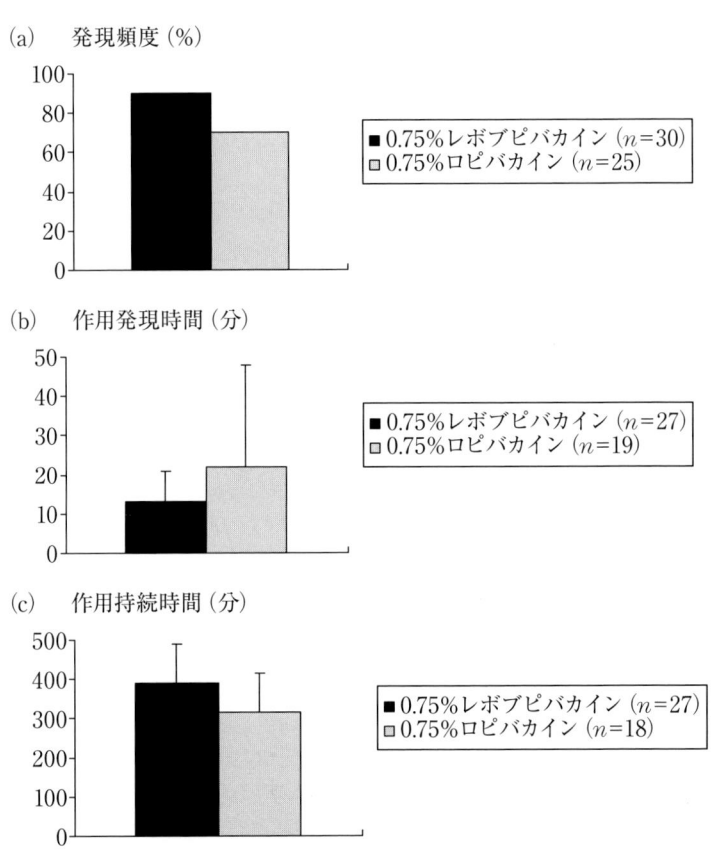

図1　0.75%レボブピバカインと0.75%ロピバカインの痛覚神経（T10）遮断効果
レボブピバカインの方が作用発現が若干早く，作用持続時間が長いことが示された。
［弓削孟文，村川雅洋，石山忠彦ほか．長時間作用性局所麻酔薬　塩酸レボブピバカイン（MR8A2）7.5 mg/ml の硬膜外麻酔における臨床的評価—ロピバカイン塩酸塩水和物を対照薬とした二重盲検比較試験（第Ⅲ相臨床試験）—．麻酔と蘇生 2008；44：135-49 より引用］

症例で，0.75%ロピバカインを対照薬として有効性，安全性を比較した．手術開始前にL3/4から頭側に4cm留置した硬膜外カテーテルより試験投与として各薬物を3ml注入した．3分間観察して脊髄くも膜下麻酔になっていないことを確認後，各薬物17mlを約1分間かけて注入した．

T10における遮断作用の発現頻度はレボブピバカイン群で90%弱，ロピバカイン群で70%強であった．両群の作用発現時間に有意差は認めなかったが，レボブピバカインの方が若干早い結果が示された．作用持続時間はレボブピバカイン群で389分，ロピバカイン群で315分であり，レボブピバカイン群の方が有意に長く作用が継続することが示された[2]（図1）．

3 レボブピバカインによる硬膜外麻酔の運動神経遮断

国内第Ⅲ相臨床試験においては0.75%レボブピバカインの痛覚神経遮断効果と同じ対象において，運動神経遮断効果についても0.75%ロピバカインと比較検討されている．

Bromage scale 1 を指標とした運動神経遮断効果の発現頻度は両薬物ともにほぼ同等であった．作用発現時間はレボブピバカインの方が早い傾向にあったが，有意差は認めなかった．作用持続時間はレボブピバカイン群で355分，ロピバカイン群で265分であり，レボブピバカイン群の方が有意に長く継続することが示された[2]（図2）．

4 レボブピバカインによる硬膜外麻酔の副作用

国内第Ⅲ相臨床試験における副作用発現率はレボブピバカイン群で73.3%，ロピバカイン群で76.0%であった．両薬物ともに血圧低下（レボブピバカイン群19例，ロピバカイン群18例）が最も多く，ほかに嘔吐，徐脈，嘔気，頭痛などを認めたが，両群間に有意な差はみられなかった[2]（図3）．

（2） レボブピバカインによる硬膜外麻酔の実際

冒頭で述べたように，われわれの施設ではロピバカインを採用していなかったため，2009年2月にレボブピバカインを導入するまで，硬膜外麻酔には1%もしくは2%メピバカインを使用してきた．ここでは最近まで行ってきた当施設でのレボブピバカインの使用方法について紹介する．

1 レボブピバカイン単独使用による硬膜外麻酔

われわれの施設では特別なケースを除いて硬膜外麻酔単独での手術は行っていない．手術の侵襲，患者の状態，麻酔科医のストレスを考慮すると全身麻酔もし

くは脊髄くも膜下麻酔と併用する方が安全であると考える。

硬膜外麻酔単独で行うケースとしては，閉塞性動脈硬化症の患者で腰部交感神

(a) 発現頻度(%)
■ 0.75%レボブピバカイン ($n=30$)
□ 0.75%ロピバカイン ($n=25$)

(b) 作用発現時間(分)
■ 0.75%レボブピバカイン ($n=27$)
□ 0.75%ロピバカイン ($n=19$)

(c) 作用持続時間(分)
■ 0.75%レボブピバカイン ($n=27$)
□ 0.75%ロピバカイン ($n=18$)

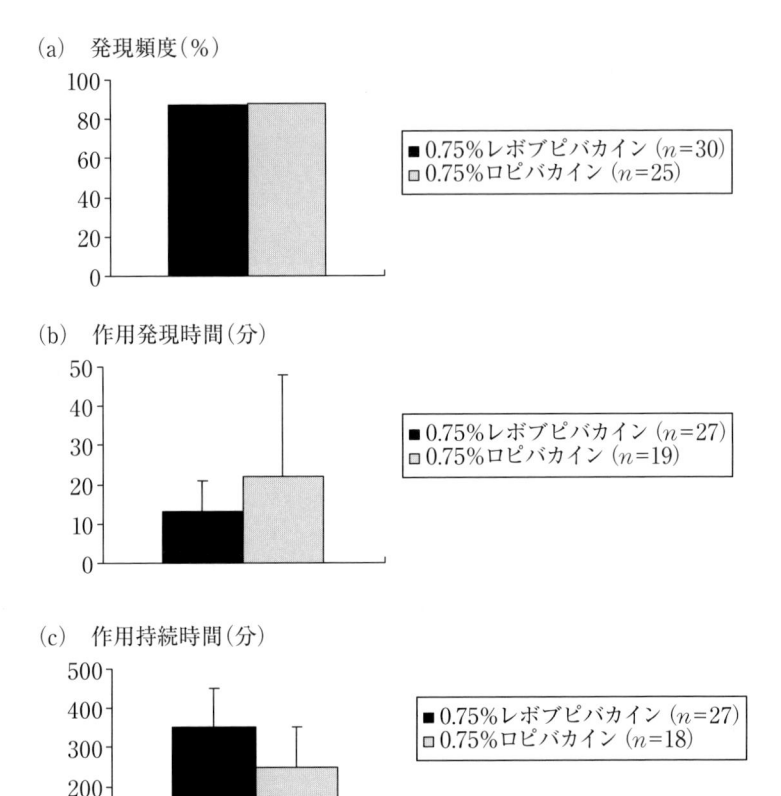

図2　0.75%レボブピバカインと0.75%ロピバカインのBromage scale 1における運動神経遮断効果

《Bromage scale》
0：筋機能の喪失なし(膝や足を十分に曲げることができる)
1：足を伸ばしたまま上げることができない(ただし，膝は曲げることができる)
2：膝を曲げることができない(ただし，足を動かすことは可能)
3：足首を曲げることができない(足や膝を動かすこともできない)

レボブピバカインの方が作用発現時間が若干早く，作用持続時間が長いことが示された。
［弓削孟文，村川雅洋，石山忠彦ほか．長時間作用性局所麻酔薬 塩酸レボブピバカイン(MR8A2)7.5 mg/mlの硬膜外麻酔における臨床的評価—ロピバカイン塩酸塩水和物を対照薬とした二重盲検比較試験(第Ⅲ相臨床試験)—．麻酔と蘇生 2008；44：135-49より引用］

経節ブロックを受ける前の効果判定に用いる場合である。この際には痛みの部位にもよるが腰椎レベルにカテーテルを留置し，0.75％レボブピバカインを生理食塩液で 0.375％に倍希釈してから 2 ml もしくは 3 ml を注入してその効果を判定している。効果判定の量としては 0.375％で十分であると思われる。

下腿手術患者を対象として硬膜外麻酔単独で行った報告では，低濃度 0.5％レボブピバカインと 0.75％ロピバカインで神経遮断効果を維持できた時間についての有意差はみられなかった[3]。この報告からレボブピバカインはロピバカインよりも力価が高く，低濃度で使用しても鎮痛が得られることが予測される。

レボブピバカイン

21%
3%
6%
3%
9%
58%

■ 血圧低下
□ 嘔吐
■ 嘔気
■ 徐脈
■ 頭痛
□ その他

ロピバカイン

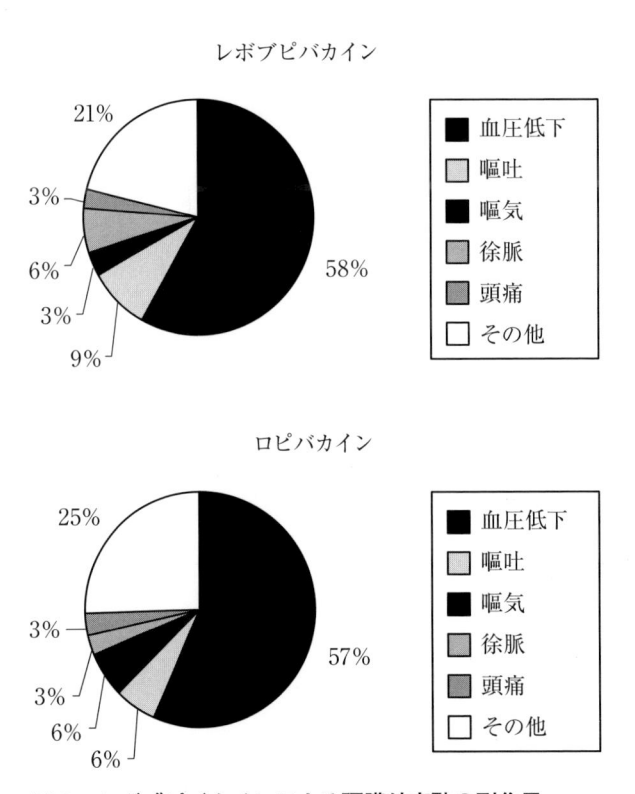

25%
3%
3%
6%
6%
57%

■ 血圧低下
□ 嘔吐
■ 嘔気
■ 徐脈
■ 頭痛
□ その他

図3　レボブピバカインによる硬膜外麻酔の副作用

どちらの薬物でも最も多い副作用は血圧低下であり，両群において有意な差は認めなかった。

［弓削孟文，村川雅洋，石山忠彦ほか．長時間作用性局所麻酔薬 塩酸レボブピバカイン（MR8A2）7.5 mg/ml の硬膜外麻酔における臨床的評価―ロピバカイン塩酸塩水和物を対照薬とした二重盲検比較試験（第Ⅲ相臨床試験）―．麻酔と蘇生 2008；44：135-49 より引用］

❷ 全身麻酔併用時のレボブピバカインによる術中硬膜外麻酔

　当施設での術中硬膜外麻酔におけるレボブピバカインの使用法を紹介する。カテーテル挿入時に脊髄くも膜下腔に留置されていないことを確認するための試験投与に0.75％レボブピバカイン2 mlを全症例で行っている。約2～3分患者の状態を観察したのち，チオペンタールナトリウムもしくはプロポフォールとロクロニウム，レミフェンタニルを用いて麻酔導入を行っている。基本的に当施設ではラリンジアルマスクは使用せず，すべての症例において気管挿管して気道確保を行っている。

a　消化器外科症例

　上腹部手術症例ではT7～10で，下腹部手術症例ではT9～12で硬膜外カテーテルを挿入したのちに試験投与を行い，全身麻酔の導入を行っている。全身麻酔導入後，手術執刀前までに患者の循環動態を観察しながら0.75％レボブピバカインを2～4 ml投与し，その後は患者の状態や手術時間に応じてレボブピバカインの追加投与もしくは持続投与を行っている。先に述べたようにわれわれの施設ではこれまで術中の硬膜外麻酔には1～2％メピバカインの投与を行っていたため，初回投与からおおよそ40～50分で硬膜外への追加投与が必要になることが多かったが，レボブピバカインではその作用時間の特徴から追加投与までの時間が明らかに延長された。個々の症例や手術の侵襲にもよるがおおよそ60～90分間は追加投与を必要としない症例がほとんどである。ここで実際の症例を例に挙げて紹介する。

[症例 1]

　76歳，女性，160 cm，55 kg，ASA-PS Ⅱ。胃癌の診断にて胃全摘出術を施行。硬膜外カテーテルをT 8/9 より頭側 5 cm 挿入し0.75％レボブピバカイン2 mlを試験投与し，脊髄くも膜下麻酔になっていないことを確認した。チオペンタールナトリウム250 mg, ロクロニウム30 mgおよびレミフェンタニル0.4 μg/kg/minで麻酔導入を行った。全身麻酔導入後，手術開始前に0.75％レボブピバカイン4 mlをボーラス投与し，酸素，空気，セボフルラン1％およびレミフェンタニル0.1～0.15 μg/kg/minで麻酔維持を行った。手術開始から約15分後に血圧低下を認めたが，塩酸エフェドリン5 mgの単回投与のみで対処可能であった。手術開始から70分，140分および210分後に0.75％レボブピバカイン4 mlの追加投与を行った。術中に筋弛緩薬の追加投与は必要とせず，手術時間は3時間50分で終了した。覚醒後，患者のVAS値は0，無痛域はT 4～L 4 であった。

　本症例では術中，70分ごとに0.75％レボブピバカインのボーラス投与を行ったが，一時的な血圧低下を認めた以外はおおむね安定した麻酔管理を施行できた。0.75％レボブピバカインの投与を一定間隔行ったことで，吸入麻酔薬と硬膜外麻

酔で筋弛緩効果を獲得することができ，筋弛緩薬の追加投与をせずに麻酔管理できた症例である。レボブピバカインの作用持続時間を考慮すると，初回投与から数時間は追加投与を行わなくても鎮痛効果を得られるはずであるが，手術侵襲の大きな手術や筋弛緩効果を得たい手術においては，ある間隔でボーラス投与を行うことで血中濃度を一定に保ち，安定した麻酔管理を施行できると思われる。

[症例2]

　75歳，女性，162 cm，69 kg，ASA-PS Ⅱ。早期胃癌にて幽門側胃切除術を施行。既往に糖尿病があるがコントロールは良好であった。硬膜外カテーテルをT 8/9より頭側5 cm挿入し0.75％レボブピバカイン2 mlを試験投与し，脊髄くも膜下麻酔になっていないことを確認した。チオペンタールナトリウム250 mg，ロクロニウム40 mgおよびレミフェンタニル0.5 μg/kg/minで麻酔導入を行った。麻酔維持は酸素，空気，セボフルラン1～1.5％およびレミフェンタニル0.1～0.15 μg/kg/minで行った。全身麻酔導入後，0.75％レボブピバカイン4 mlを投与し約15分後に血圧低下を認めたが，塩酸エフェドリン5 mgの単回投与のみで対処可能であった。手術開始から約1時間後より0.25％レボブピバカイン4 ml/hrの硬膜外持続投与を開始した。術中に0.75％レボブピバカインの追加投与は行わなかった。手術時間は3時間48分，覚醒後，患者のVAS値は0で無痛域はT 4～L 1であった。

　本症例では試験投与と執刀前以外に0.75％レボブピバカインのボーラス投与を行わず，術中から0.25％レボブピバカインの硬膜外持続投与を行った。高齢者の麻酔管理においては術前から合併症を有することが多いため，硬膜外への局所麻酔薬のボーラス投与により血圧低下などの副作用を認めることがある。本症例ではボーラス投与を手術開始前のみとし，術中から0.25％レボブピバカインを持続投与することで循環動態の変動を来さずに安定した麻酔管理を行うことができた。また術中の筋弛緩薬の追加投与も必要とせず，0.25％レボブピバカインでも筋弛緩効果の獲得に効果があると推察された。しかし0.25％レボブピバカイン製剤の保険上の効能効果は現在のところ術後鎮痛に限定されており，0.75％のレボブピバカイン製剤を生理食塩液で希釈して投与しなくてはならない。

b　婦人科症例

　婦人科手術の症例においてはT10～L2で硬膜外カテーテルを挿入している。われわれの施設では婦人科手術の症例数が多いため，レボブピバカイン採用後に投与濃度を変えるなどしていくつかの臨床データを計測したので実際の症例とともにその一部を紹介する。

[症例3]

　36歳，女性，154 cm，44 kg，ASA-PS Ⅰ。子宮筋腫の診断で子宮筋腫核出術を施行。硬膜外カテーテルをT 11/12より頭側5 cm挿入し，0.75％レボブピバ

カイン 2 ml で試験投与を行い，脊髄くも膜下麻酔になっていないことを確認したのち，チオペンタールナトリウム 250 mg，ロクロニウム 30 mg およびレミフェンタニル 0.5 µg / kg / min で麻酔導入を行った．全身麻酔導入後ただちに 0.75% レボブピバカイン 4 ml をボーラス投与し，麻酔維持は酸素，空気，セボフルラン 1% およびレミフェンタニル 0.1～0.15 µg / kg / min で行った．手術終了直前の皮下閉創時に 0.375% レボブピバカイン 4 ml をボーラス投与した．手術時間は 1 時間であり，術中に 0.75% レボブピバカインおよび筋弛緩薬の追加投与は行わなかった．患者の覚醒後の VAS 値は 0 であり，無痛域は T 6～L 4 であった．

　婦人科領域における手術症例においては，開腹範囲は臍部以下で小さいことが多く，手術時間も短時間で終了することが多い．本症例のように短時間の手術においては，レボブピバカインの投与は初回の投与のみで十分に術中の鎮痛効果を獲得できたと考えられる．ただし下腹部手術の症例においては硬膜外麻酔の効果が下部腰椎領域まで広がる．そのため手術終了直前に 0.75% レボブピバカインのボーラス投与を行うと下肢の運動神経遮断を来すことが何症例かでみられた．われわれの施設では手術終了間際のレボブピバカインの投与濃度を 0.375% とすることで鎮痛効果を得て，さらに運動神経遮断効果を減弱させる結果を得たので現在ではこの投与方法を基本としている．

[症例 4]
　31 歳，女性，157 cm，60 kg，ASA-PS Ⅰ．卵巣囊腫の診断で卵巣囊腫核出術を施行．硬膜外カテーテルを T 11 / 12 より頭側 5 cm 挿入し，0.75% レボブピバカイン 2 ml で試験投与を行い，脊髄くも膜下麻酔になっていないことを確認したのち，チオペンタールナトリウム 250 mg，ロクロニウム 30 mg およびレミフェンタニル 0.5 µg / kg / min で麻酔導入を行った．全身麻酔導入後ただちに 0.75% レボブピバカイン 4 ml をボーラス投与し，麻酔維持は酸素，空気，セボフルラン 1% およびレミフェンタニル 0.1 µg / kg / min で行った．手術終了直前から 0.125% レボブピバカインを 4 ml / hr で開始し，術中にレボブピバカインの追加投与は行わなかった．手術時間は 45 分であり，覚醒後の患者の VAS 値は 0，無痛域は T 6～L 3 であった．

　本症例では"症例 3"と違い，手術終了間際にもレボブピバカインのボーラス投与は行わず，初回投与のみで麻酔管理を行った．手術時間が短時間であるため 0.75% レボブピバカインの投与は初回のみでも十分であることが示唆された．

　われわれの施設ではレボブピバカイン製剤を採用後，婦人科手術を受ける患者を対象としていくつかの項目について検討を行ったのでその結果を紹介する．対象は婦人科開腹手術を受ける ASA-PS Ⅰ～Ⅱ の患者．硬膜外カテーテルは T 11 / 12 もしくは T 12 / L1 から頭側 5 cm に留置し，全身麻酔導入前に 0.75% レボブピバカイン 2 ml を試験投与した．全身麻酔導入後，手術開始前にさらに

0.75％レボブピバカイン 4 ml をボーラス投与した．手術終了間際に 0.75％レボブピバカイン 4 ml もしくは 0.375％レボブピバカイン 4 ml をボーラス投与した群と初回投与以外に投与を行わなかった群について，覚醒時の患者の VAS 値，無痛域および運動神経遮断効果の測定をした．なおいずれの群においても術後は 0.25 〜 0.125％レボブピバカインの硬膜外持続投与を行っている．患者背景，手術時間に有意な差は認めていない．VAS 値と無痛域の測定においても有意差は認めなかった．運動神経遮断効果については 0.75％レボブピバカインを投与した群の数例で，"膝立てができない"や"足首の感覚がおかしい"といった症例があった．この結果から短時間の手術において 0.75％レボブピバカインによる術中硬膜外麻酔は初回投与のみで十分に鎮痛効果が得られると考えられた．しかし手術終了間際の投与については 0.75％のレボブピバカインの投与では運動神経の遮断効果が強く出るケースがあるので注意が必要であると考えられた．

(3) レボブピバカインによる術中硬膜外麻酔の今後

最初に述べたように，レボブピバカインの特徴はブピバカインに匹敵する力価の強さ，弱い毒性，長い作用時間といったことである．これらの特徴をいかして使用していくことが重要であると思われる．レボブピバカインが当施設で使用し始めてから著者が日頃の臨床から受けた 0.75％レボブピバカインの術中使用の印象をまとめると以下のようである．

・循環動態への影響や作用発現時間としては 1.5％メピバカインあるいは 0.75％ロピバカインを使用した際と同じ感覚である．
・作用持続時間に関してはメピバカインより明らかに長く作用するが，ロピバカインとは大差がない．
・痛覚および運動神経の遮断効果は同濃度のロピバカインよりもやや強い印象がある．
・全身麻酔と併用の場合，0.375％の濃度で投与しても鎮痛効果が得られる印象がある．

以上のことから術中のレボブピバカインの使用に関しては今後さらに至適投与濃度の検討が必要であると考える．

さらに欧米において帝王切開の麻酔や無痛分娩，伝達麻酔あるいは神経ブロックに応用されてきているように，わが国においても適用が広がることが期待される[4)5)]．

文　献

1) Tanaka K, Oda Y, Funao T, et al. Dexmedetomidine decreases the convulsive potency of bupivacaine and levobupivacaine in rats : Involvement of a_2-adrenocepter for controlling convulsions. Anesth Analg 2005 ; 100 : 687-96.
2) 弓削孟文，村川雅洋，石山忠彦ほか．長時間作用性局所麻酔薬 塩酸レボブピバカイン(MR8A2)7.5 mg/ml の硬膜外麻酔における臨床的評価—ロピバカイン塩酸塩水和物を対照薬とした二重盲検比較試験(第Ⅲ相臨床試験)—．麻酔と蘇生 2008 ; 44 : 135-49.
3) Peduto VA, Baroncini S, Montanini S, et al. A prospective, randomized, double-blind comparison of epidural levobupivacaine 0.5% with epidural ropivacaine 0.75% for lower limb procedures. Eur J Anaesthesiol 2003 ; 20 : 979-83.
4) Datta S, Camann W, Bader A, et al. Clinical effects and maternal and fetal plasma concentrations of epidural ropivacaine versus bupivacaine for cesarean section. Anesthesiology 1995 ; 82 : 1346-52.
5) Purdie NL, McGrady EM. Comparison of patient-controlled epidural bolus administration of 0.1% ropivacaine and 0.1% levobupivacaine, both with 0.0002% fentanyl, for analgesia during labour. Anaesthesia 2004 ; 59 : 133-7.

〈福島　祐二〉

第2章 レボブピバカインによる術後鎮痛法

I

はじめに

　レボブピバカインは，わが国で長らく術後硬膜外投与による鎮痛に使用されてきたブピバカインの $S(-)$ 光学異性体であり，その立体特異性から中枢神経系や心血管系への影響が少ないとされる[1)2)]。欧米では10年以上前に発売され，動物実験で中枢神経毒性および心毒性が少ないこと[3)~5)]，臨床研究ではブピバカインとほぼ等力価であること[6)7)]が報告され，術後鎮痛薬としてブピバカインにとって代わるものとしての期待があった。

　しかし，わが国でいち早く発売されたロピバカインは，その毒性の少なさ，あるいは運動神経遮断作用の弱さから，広く使用され術後鎮痛薬の主役となった感がある。ロピバカインとレボブピバカインの臨床的力価の比較として，最小局所麻酔薬濃度（minimum local anesthetic concentration：MLAC）を利用した報告がいくつかあり，Benhamouら[8)]はロピバカインの ED_{50} はレボブピバカインより19％高いことを示し，Camorciaら[9)]も同様の報告をしている。しかし力価が同等であるとする報告[10)]もあり，術後鎮痛に用いる薬物としてどちらが総合的にすぐれているかを明確に示した報告はない。

　本節では，レボブピバカインを用いた術後鎮痛に関する海外の臨床報告から，その有用性について検討し，当院で行ったレボブピバカインとロピバカインによる自己調節硬膜外鎮痛（patient-controlled epidural analgesia：PCEA）の無作為比較対照試験を含めて，レボブピバカインによる術後硬膜外鎮痛法の実際を紹介する。

(1) 術後鎮痛に関する臨床報告

■1 ほかの長時間作用局所麻酔薬との比較

　Kochら[11)]は12の多施設共同研究において股関節手術を受ける（ASA 1～3，年齢18～85歳）88名の患者を対象とした。PCEAを必要とした患者数は，0.125％レボブピバカイン群で84％，0.125％ブピバカイン群で65％，0.2％ロピバカイン群で78％であり有意差は認められず，局所麻酔薬の総投与量や視覚的評価尺

度(visual analogue scale : VAS)値の推移にも有意差は認められなかった。レボブピバカインもほかの局所麻酔薬と同様，術中・術後鎮痛を目的とした局所麻酔薬として有用であると考えた。

Casatiら[12]は人工股関節全置換術を受ける患者(ASA 1～3)45名を対象とし，術後，それぞれ硬膜外PCAにより0.125%レボブピバカイン，0.125%ブピバカインあるいは0.2%ロピバカインを持続投与した。投与速度は5 ml / hr，単回投与は2 ml，ロックアウトタイムは20分とした。時間経過によるVAS値の推移では，レボブピバカイン群が時間の経過とともにVAS値が高くなる傾向はあるが，有意差は認められず，局所麻酔薬の総投与量や単回投与の回数にも有意差は認められなかった。0.125%のレボブピバカインは，整形外科術後の鎮痛のための局所麻酔薬として有効と考えた。

2 麻薬添加の効用

Robinsonら[13]は硬膜外による無痛分娩におけるオピオイドのMLACへの効果を調べた。対象は160名の妊産婦で，up-down方式で開始を0.07%とした。結果はレボブピバカイン単独0.091%，レボブピバカイン＋フェンタニル$2\mu g / ml$は0.047%とレボブピバカインの必要量をほぼ半減できるとした。

Crewsら[14]は開腹手術を受ける患者(ASA 1～3)64名を3群に分け，0.25%レボブピバカイン＋0.005%モルヒネ，0.25%レボブピバカインあるいは0.005%モルヒネを4 ml / hrで24時間，持続硬膜外投与した。疼痛時には4 mlを追加投与したのち，持続投与を2 ml / hr増加させた。混合群では初回鎮痛薬追加までの時間が長く，追加投与を必要とした患者数も少なかった(図1)。VAS値は最初の8時間まで安静時・体動時とも混合群が少なかった。低血圧，瘙痒感などの副作用発生も混合群で有意に少なかった。開腹手術では0.25%レボブピバカインにモルヒネを添加することで，副作用の少ない良好な鎮痛が得られるとした。

De Cosmoら[15]は肺切除術を受ける患者(ASA 1～3)54名を対象に，スフェンタニル$(1\mu g / ml)$併用下0.2%ロピバカインあるいは0.125%レボブピバカインを5 ml / hrで胸部硬膜外持続投与する群に分けた。術後はモルヒネのPCAを併用した。レスキューに使用したモルヒネの投与量，モルヒネの総投与量に有意差はなく，また副作用にも有意差は認められなかった。整形外科手術のみならず，胸部外科の手術においても低濃度のレボブピバカインに麻薬を混ぜる方法は有用であるとした。

Kopaczら[16]は人工股関節全置換または人工膝関節全置換を行った患者65名を対象に，0.125%レボブピバカイン，フェンタニル$4\mu g / ml$あるいは両者の混合液を，持続投与4 ml / hr，単回投与2 ml，ロックアウトタイム10分のPCEAで24時間術後鎮痛を行った。初回鎮痛希望までの時間は混合群が有意に長く，

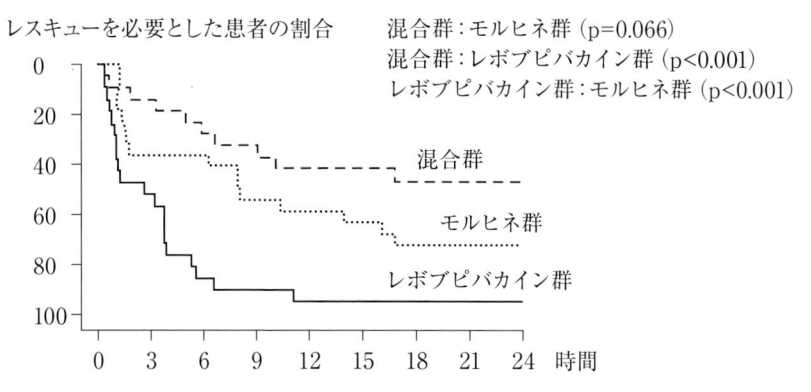

レスキューを必要とした患者の割合　混合群：モルヒネ群（p=0.066）
　　　　　　　　　　　　　　　　　混合群：レボブピバカイン群（p<0.001）
　　　　　　　　　　　　　　　　　レボブピバカイン群：モルヒネ群（p<0.001）

図1　開腹手術後の持続硬膜外鎮痛の比較試験（0.25％レボブピバカイン＋0.005％モルヒネ）

最初のレスキュー要求までの時間（Kaplan-Meier 曲線）
　24時間経過時点でのレスキューを必要としない患者数は混合群 10（48％），モルヒネ群 15（73％）およびレボブピバカイン群 21（95％）であり，混合群はレボブピバカイン群より有意に多かった．
　〔Crews JC, Hord AH, Denson DD, et al. A comparison of the analgesic efficacy of 0.25% levobupivacaine combined with 0.005% morphine, 0.25% levobupivacaine alone, or 0.005% morphine alone for the management of postoperative pain in patients undergoing major abdominal surgery. Anesth Analg 1999；89：1504-9 より改変引用〕

VAS値の推移も 6，12 時間後で混合群がフェンタニル群より低かった．副作用は 3 群間で有意差はなかった．整形外科の手術で 0.125％レボブピバカインにフェンタニルを混合することで良好な鎮痛が得られるとした．

3　術後鎮痛でのレボブピバカインの最適な濃度について

　Murdoch ら[17]は人工股関節または膝関節全置換を受ける患者 105 名を対象に，術後硬膜外鎮痛として 0.0625％，0.125％あるいは 0.25％レボブピバカインをそれぞれ 6 ml/hr で 24 時間投与して，その効力と安全性について比較検討した．モルヒネの静注による PCA を併用した．0.25％群は初回鎮痛希望までの時間が長く，モルヒネ使用量，ボーラス回数が有意に少なく，VAS 値も低かった．運動神経ブロックの程度および持続時間は 0.0625％群で有意に少なく，0.125％および 0.25％群では有意差がなかった．血圧低下，術後悪心・嘔吐（postoperative nausea and vomiting：PONV）などの副作用発生は 3 群で有意差がなかった（**表1**）．整形外科手術においてレボブピバカインの濃度は 0.25％でより良好な術後鎮痛が得られるとした．
　以上の報告を総合すると，術後鎮痛目的にレボブピバカインを持続硬膜外投与

表1 整形外科手術後にレボブピバカインを異なる濃度で用いた持続硬膜外鎮痛の比較―追加鎮痛と副作用

	0.0625%レボブピバカイン (n=32)	0.125%レボブピバカイン (n=27)	0.25%レボブピバカイン (n=32)
モルヒネ非使用患者(人)	1(3%)	3(11%)	15(47%)*
最初のレスキューまでの時間(時間, 平均)	8.1	9.5	16.7*
モルヒネ使用量(mg/hr, 中央値)	1.5	1.0	0.2*
時間あたりのPCA施行回数(回, 中央値)	1.5	1.5	0*

*$P<0.01$ ほかの2群との比較

副作用	0.0625%レボブピバカイン (n=34)	0.125%レボブピバカイン (n=29)	0.25%レボブピバカイン (n=35)
低血圧	18(53%)	17(59%)	21(60%)
徐脈	3(9%)	3(10%)	5(14%)
嘔気	7(21%)	5(17%)	5(14%)
嘔吐	6(18%)	1(3%)	10(28%)
尿閉	8(24%)	10(34%)	11(31%)

データは患者数

　0.25%レボブピバカイン群はほかの2群に比べて，モルヒネを必要とした患者数，モルヒネ使用量あるいはPCA施行回数は有意に少なく，また最初のレスキューまでの時間が長かった．
　また，副作用は低血圧が半数以上に認められた以外は少なく，3群間で有意差はなかった．
　[Murdoch JA, Dickson UK, Wilson PA, et al. The efficacy and safety of three concentrations of levobupivacaine administered as a continuous epidural infusion in patients undergoing orthopedic surgery. Anesth Analg 2002；94：438-44, table of contents より改変引用]

あるいはPCEAで使用した場合，有効な薬物であることが分かる．その最適濃度は手術部位によっても相違があると思われるが，ロピバカインに比べて運動神経遮断作用が強いことから，0.125%にモルヒネあるいはフェンタニルを少量添加して使用する方法が，鎮痛の質，安全性および経済性を考えるとより良い選択だと思われる．

(2) 開腹手術の術後鎮痛

1 上腹部

　上腹部開腹手術には肝臓切除，膵頭十二指腸切除などの侵襲の強い大手術が多く，術後の疼痛は呼吸，循環に高い負荷がかかり種々の合併症を引き起こす．そ

術後鎮痛シート

患者名　　ID：　　年齢　　性別（男　女）

手術日　年　月　日　　身長　cm　体重　kg

疾病名　　ASA-PS　　硬膜外穿刺部位

手術名　　術後鎮痛に関する満足度

出血量　ml　尿量　ml　手術時間　：　麻酔時間　：

病日	入室時	術後6時間	1病日 AM	1病日 PM	2病日 AM	2病日 PM	
時刻	：	：	：	：	：	：	：
血圧（mmHg）							
心拍数（回／分）							
呼吸数（　／分）							
RASS							
VAS（安静時）							
VAS（体動時）							
PHS							
PONV スコア							
Bromage scale							
合併症							
追加鎮痛薬							
硬膜外持続鎮痛							
morphine（mg）							
局所麻酔薬	(Levobupivacaine　Ropivacaine)	濃度　%	容量　ml				
持続流量（ml/hr）							
PCA	（　静注　硬膜外　）						
fentanyl 濃度（μg/ml）							
局所麻酔薬	(Levobupivacaine　Ropivacaine)	濃度　%	容量　ml				
持続流量（ml／hr）							
Bolus 量（ml）							
ロックアウト時間（分）							
累積投与量							
Bolus 回数							
備考							

図2　術後鎮痛シート

こでより厳密な術後鎮痛管理が必要となるため，著者らはPCEAを導入し，術後鎮痛シート（**図2**）を用いて定期的に患者の鎮痛状況を観察，把握しながら疼痛コントロールを行っている。そこで以前より当院で使用されていた長時間作用性局所麻酔薬であるロピバカインと比較するために無作為比較対照試験を行った。

対象は上腹部開腹手術を受ける予定の40名の患者で，硬膜外カテーテルを麻酔導入前にT7～10より頭側へ5 cm挿入し，術中は0.3％もしくは0.375％レボブピバカインに少量のフェンタニル（4～5 μg/ml）を添加した溶液を用いて硬膜外併用全身麻酔とした。術後の鎮痛法として対象患者を無作為に20名ずつの2群に分け，異なる鎮痛法を施行した。L群：0.25％レボブピバカイン150 ml＋フェ

ンタニル 1200 μg(4 μg/ml)+生理食塩液 126 ml を混合して 0.125%とした。R 群：0.2%ロピバカイン 225 ml+フェンタニル 1200 μg(4 μg/ml)+生理食塩液 75 ml を混合して 0.15%とした。以上の溶液を PCA 機器（スミスメディカル社製）に充填し，手術終了直後より 4～6 ml/hr で開始した。疼痛時単回投与 2 ml，ロックアウトタイム 10 分に設定した。集中治療室入室直後，呼吸，循環，意識状態，安静時・体動時のペインスコア（VAS），運動神経ブロック残存（Bromage scale），PONV スコアを観察記録した。以後，入室 6 時間後，第 1 病日 7 時，18 時，第 2 病日 7 時，18 時まで観察を続ける。データは平均値±標準偏差で示し，unpaired t-test および χ^2 検定で比較し，$P<0.05$ を有意とした。

患者背景を表 2 に示す。大量出血による過大な侵襲の影響を除くために，術中 1000 ml 以上の出血があった症例は除外した。最終的に L 群は 17 名，R 群は 16 名から結果を得ることができた。患者背景に関する群間に有意差は認められなかった。

手術術式の内訳を表 3 に示す。胃全摘，肝切除あるいは膵臓切除など侵襲度の高い手術がほとんどであった。

疼痛評価の結果を安静時および体動時の VAS 値の推移として図 3 に示す。帰室直後および帰室 6 時間後に比べて，時間経過とともに VAS 値は上昇傾向にあるが，安静時は 20 前後，体動時も 40 前後と十分な鎮痛が得られ，すべての時点で両群間に有意差は認められなかった。

単回投与の施行回数を累積値とした計時的変化を図 4 に示した。両群とも術後 2 日目においても単回投与回数は 10 回以下であり，群間に有意差はなかった。

表2　患者背景

	レボブピバカイン群(n=17)	ロピバカイン群(n=16)
年齢(歳)	69 ± 9	63 ± 17
性別(男：女)	9：8	10：6
身長(cm)	158.5 ± 10.2	161.8 ± 5.7
体重(kg)	58.9 ± 15.2	60.9 ± 9.2
ASA-PS	2.1 ± 0.4	1.5 ± 0.8
手術時間(分)	173 ± 42	169 ± 51
麻酔時間(分)	225 ± 43	218 ± 56
術中出血量(ml)	498 ± 283	387 ± 346
術中尿量(ml)	223 ± 132	248 ± 215

結果は，平均値±標準偏差あるいは症例数。
L 群は 17 名，R 群は 16 名から結果を得ることができた。患者背景に関する群間に有意差は認められなかった。

表3 手術術式の内訳

	レボブピバカイン群(n=17)	ロピバカイン群(n=16)
胃全摘術	2	4
胃切除術	5	2
肝切除術	6	4
膵体尾部切除術	1	1
膵頭十二指腸切除術	3	4
十二指腸腫瘍摘出術		1

結果は症例数を示す。
胃全摘,肝切除あるいは膵臓切除など侵襲度の高い手術がほとんどであった。

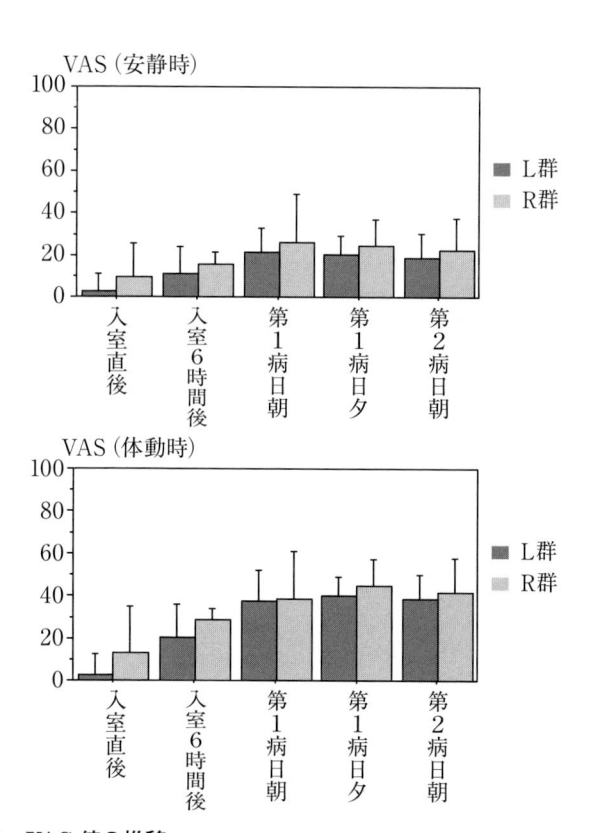

図3 VAS 値の推移

ICU 入室後より第2病日朝までの VAS 値の推移を示す。レボブピバカイン群とロピバカイン群で,安静時は20前後,体動時は40前後と十分な鎮痛が得られ,いずれの時点でも有意差は認められなかった。

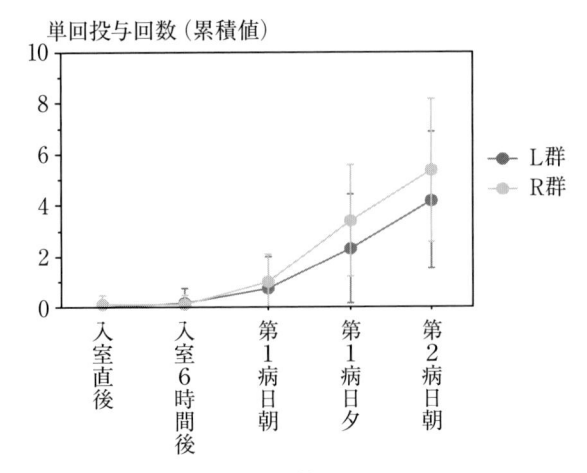

図4 単回投与回数の推移

ICU入室直後より第2病日朝までのPCEA単回投与回数の推移を示す。両群とも術当日はほとんど投与されておらず、第2病日朝まででも1桁の回数にとどまり、有意差は認められなかった。

　また、何らかの追加鎮痛薬を必要とした患者数はL群で3/17名(17.6%)、R群で4/16名(25%)で、有意差はなく、適宜担当医の判断で、ペンタゾシン15 mgの筋肉内投与あるいはフルルビプロフェン50 mgの静脈内投与がなされていた。術後1週間時点での患者満足度は両群ともⅣ(満足)に近い値を示し、有意差は認められなかった。

　術後の循環動態を図5に示す。平均動脈圧、心拍数はいずれの時点においても両群で有意な差は認められなかった。

　副作用の発生頻度は表4に示したとおりで、副作用はいずれも少なく両群において有意差は認められなかった。血圧低下に対しては輸液負荷、嘔気・嘔吐にメトクロプラミドの投与、瘙痒感には特に処置なくいずれも軽快した。

　レボブピバカインとロピバカインの鎮痛力価は1:0.6〜1といわれていて、いまだ定説はないとされる。またレボブピバカインの持続硬膜外投与による術後鎮痛効果の検討(第Ⅲ相臨床試験)[18]において、0.25%レボブピバカインと0.2%ロピバカインは十分な鎮痛効果を示したものの、交感神経遮断による血圧低下がそれぞれ88.1%、93.3%に発現した。そこで今回両者の濃度として鎮痛力価を1:0.8とみなし、レボブピバカイン0.125%、ロピバカイン0.15%を採用し、鎮痛効果を高めるためにフェンタニル4 μg/ml を併用した。結果のように両群で十分な鎮痛効果が得られ、血圧低下を含めた副作用の発生率も少なく、両群間に有意差

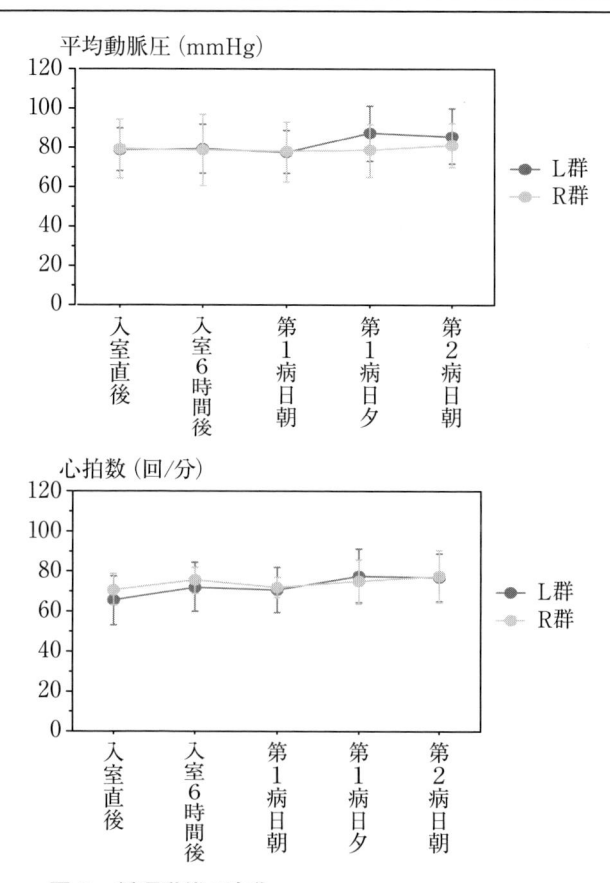

図5 循環動態の変化

平均動脈圧，心拍数はいずれの時点においても両群に統計的有意差は認められなかった。

表4 副作用の発生頻度

	レボブピバカイン(n=17)	ロピバカイン(n=16)
嘔気・嘔吐	29.4%	12.5%
瘙痒感	5.9%	12.5%
血圧低下	11.8%	12.5%
運動神経ブロック	11.8%	12.5%

結果は割合を示す。
副作用発生率は両群とも少なく，有意差は認められなかった。

が認められなかった。

交感神経遮断効果に関しては,Iwasakiら[19],Takahashiら[20]が成犬の交感神経ブロックモデルを作製し,局所麻酔薬の交感神経遮断効力を比較検討している。その結果レボブピバカインは等濃度のブピバカインより効力が低く,0.2%ロピバカインは0.25%ブピバカインと同等の効力をもつと考えられた。2つの研究から等濃度ではレボブピバカインはロピバカインより交感神経遮断効力が低いことになる。よって今回の採用濃度ではL群の方が血圧低下は少ないことが予想されたが,サンプル数の少なさと,鎮痛効果が十分なため持続流量を適宜下げたことで,両群に有意差が出なかったと考えられる。

2 下腹部

精密電動式PCA機器は高価なため使用可能な数が限られており,またディスポーザブルPCAポンプ装置は持続投与流量が可変式でないため当院では採用していない。そこで下腹部開腹手術の術後鎮痛においては,局所麻酔薬に少量の麻薬を添加してディスポーザブルポンプ装置にて持続投与を行い,鎮痛状況に応じて適宜流量を調節している。硬膜外カテーテルはT10～L2より留置するため0.125%レボブピバカイン+フェンタニル4μg/ml)を4～6ml/hrで持続投与すると,時に運動神経遮断が強くなる。術後早期歩行予定,大量出血後,重度心機能障害などで局所麻酔薬の投与量を控える場合には,フェンタニルの代わりにモルヒネ(2～3mg/日)を使用して硬膜外投与速度を遅くする。モルヒネは嘔気,便秘,遅発性呼吸抑制などの副作用がある点でフェンタニルに劣るが,少量の硬膜外投与により強い鎮痛作用を発揮する。フェンタニルが硬膜外腔の脂肪や血管に移行しやすいのに対して,モルヒネはくも膜下腔に移行しやすく,局所麻酔薬の硬膜外投与量が少なくても広範囲で鎮痛作用を発揮する。

(3) 開胸手術の術後鎮痛

開胸手術後の鎮痛が不十分で,頻回の疼痛が起こると難治性疼痛の原因となる可能性があり,術後早期よりの十分な鎮痛対策が必要である[21]。しかし当院における肺疾患に対する開胸手術はその9割が完全胸腔鏡下の手術であり,創部長は3cm以下であることがほとんどのため,術後疼痛は開腹手術に比べて大きくないようである。また,PONVの発生率が高いことから,術後硬膜外鎮痛として0.125%レボブピバカイン単独あるいはμオピオイド受容体への親和性が少なく,よりκ受容体への親和性が強いために嘔気・嘔吐,瘙痒感などの副作用が少ないとされる[22]エプタゾシン(0.3～0.5mg/ml)混合液の投与を4～6ml/hrで行っている。

表5　レボブピバカインの術後鎮痛での使用状況(2008年9月～2009年6月)

手術部位		使用濃度	
開胸・縦隔	232	0.125%	163
肺	220	0.15%	24
縦隔	12	0.2%	6
心臓・大血管	7	0.25%	306
開胸・開腹	2		
食道	2	オピオイド添加	
開腹(上腹部)	127	モルヒネ	239
胃	55	フェンタニル	36
肝臓	30	エプタゾシン	66
膵臓	20	なし	158
胆嚢	18		
その他	4		
開腹(下腹部)	130		
大腸・直腸	113		
その他	17		

おわりに

表5に当院でのレボブピバカインの使用状況を示した。昨年9月に採用され，現在では術後硬膜外鎮痛のほぼ全症例に使用されている。採用後10カ月間で，1例のみ鼠径ヘルニア根治術後の患者で，持続する運動神経ブロックと尿閉の副作用が発現したが，おおむね安全に使用されている。ロピバカインとの比較に関しては，やはり交感神経遮断効果の差に注目したい。今回の比較対照試験はサンプル数が少ないことで，有意差が出なかった可能性があり，今後，サンプル数を増やし，また微細な血圧変動をとらえるために血圧測定点の間隔を短縮した研究を進める予定である。

文　献

1) Burlacu CL, Buggy DJ. Update on local anesthetics : focus on levobupivacaine. Ther Clin Risk Manag 2008 ; 4 : 381-92.
2) McLeod GA, Burke D. Levobupivacaine. Anaesthesia 2001 ; 56 : 331-41.
3) Huang, YF, Pryor ME, Mather LE, et al. Cardiovascular and central nervous system effects of intravenous levobupivacaine and bupivacaine in sheep.

Anesth Analg 1998 ; 86 : 797-804.
4) Morrison SG, Dominguez JJ, Frascarolo P. A comparison of the electro-cardiographic cardiotoxic effects of racemic bupivacaine, levobupivacaine, and ropivacaine in anesthetized swine. Anesth Analg 2000 ; 90 : 1308-14.
5) Ohmura S, Kawada M, Ohta T, et al. Systemic toxicity and resuscitation in bupivacaine-, levobupivacaine-, or ropivacaine-infused rats. Anesth Analg 2001 ; 93 : 743-8.
6) Cox CR, Checketts MR, Mackenzie N, et al. Comparison of $S(-)$-bupivacaine with racemic RS-bupivacaine in supraclavicular brachial plexus block. Br J Anaesth 1998 ; 80 : 594-8.
7) Cox CR, Faccenda KA, Gilhooly C, et al. Extradural $S(-)$-bupivacaine : comparison with racemic RS-bupivacaine. Br J Anaesth 1998 ; 80 : 289-93.
8) Benhamou D, Ghosh C, Mercier FJ. A randomized sequential allocation study to determine the minimum effective analgesic concentration of levobupivacaine and ropivacaine in patients receiving epidural analgesia for labor. Anesthesiology 2003 ; 99 : 1383-6.
9) Camorcia M, Capogna G, Berritta C, et al. The relative potencies for motor block after intrathecal ropivacaine, levobupivacaine, and bupivacaine. Anesth Analg 2007 ; 104 : 904-7.
10) Polley LS, Columb MO, Naughton NN, et al. Relative analgesic potencies of levobupivacaine and ropivacaine for epidural analgesia in labor. Anesthesiology 2003 ; 99 : 1354-8.
11) Koch T, Fichtner A, Schwemmer U, et al. Levobupivacaine for epidural anaesthesia and postoperative analgesia in hip surgery : a multi-center efficacy and safety equivalence study with bupivacaine and ropivacaine. Anaesthesist 2008 ; 57 : 475-82.
12) Casati A, Santorsola R, Aldegheri G, et al. Intraoperative epidural anesthesia and postoperative analgesia with levobupivacaine for major orthopedic surgery : a double-blind, randomized comparison of racemic bupivacaine and ropivacaine. J Clin Anesth 2003 ; 15 : 126-31.
13) Robinson AP, Lyons GR, Wilson RC, et al. Levobupivacaine for epidural analgesia in labor : the sparing effect of epidural fentanyl. Anesth Analg 2001 ; 92 : 410-4.
14) Crews JC, Hord AH, Denson DD, et al. A comparison of the analgesic efficacy of 0.25% levobupivacaine combined with 0.005% morphine, 0.25% levobupivacaine alone, or 0.005% morphine alone for the management of postoperative pain in patients undergoing major abdominal surgery. Anesth Analg 1999 ; 89 : 1504-9.
15) De Cosmo G, Congedo E, Lai C, et al. Ropivacaine vs. levobupivacaine

combined with sufentanil for epidural analgesia after lung surgery. Eur J Anaesthesiol 2008 ; 25 : 1020-5.
16) Kopacz, DJ, Sharrock NE, Allen HW. A comparison of levobupivacaine 0.125%, fentanyl 4 microg / ml, or their combination for patient-controlled epidural analgesia after major orthopedic surgery. Anesth Analg. 1999 ; 89 : 1497-503.
17) Murdoch JA, Dickson UK, Wilson PA, et al. The efficacy and safety of three concentrations of levobupivacaine administered as a continuous epidural infusion in patients undergoing orthopedic surgery. Anesth Analg 2002 ; 94 : 438-44, table of contents.
18) 並木昭義, 表 圭一, 岩崎 寛ほか. 長時間作用性局所麻酔薬 塩酸レボブピバカイン（MR 8 A 2) 2.5 mg / mlの持続硬膜外投与による術後鎮痛効果の検討. ロピバカイン塩酸塩水和物2.0 mg / mlを対照薬とした二重盲検比較試験（第Ⅲ相臨床試験）. 麻酔と蘇生 2008；44（増刊）：151-65.
19) Iwasaki T, Takahashi Y, Kimura Y, et al. Comparison of 0.25% levobupivacaine, 0.25% bupivacaine, and 0.125% bupivacaine for duration and magnitude of action in peripheral arterial blood flow induced by sympathetic block in dogs. Reg Anesth Pain Med 2007 ; 32 : 97-101.
20) Takahashi Y, Yamaguchi S, Tezuka M, et al. Comparison of 0.2% ropivacaine, 0.125% bupivacaine, and 0.25% bupivacaine for duration and magnitude of action in peripheral arterial blood flow induced by sympathetic block in dogs. Reg Anesth Pain Med 2004 ; 29 : 441-5.
21) Katz J, Jackson M, Kavanagh BP, et al. Acute pain after thoracic surgery predicts long-term post-thoracotomy pain. Clin J Pain 1996 ; 12 : 50-5.
22) 山蔭道明. 臭化水素酸エプタゾシン. 麻酔および関連医薬品の適正使用ガイドライン（改訂第2版）. 日本麻酔科学会編. 2004. p.18-20.

（内田　寛昭）

第2章 レボブピバカインによる術後鎮痛法

II

はじめに

　レボブピバカインは，長時間作用性のアミド型局所麻酔薬であり，ブピバカインと同程度の効果を示すが，より心血管系への副作用が少ないとされている[1〜3]。また，ブピバカインに比べて運動神経遮断作用が弱く，知覚神経との分離神経遮断が得られやすい[4]。したがって術後鎮痛に関しては，作用時間の長さ，分離神経遮断の面で有用であり，安全域も広いと考えられる。

(1) わが国での治験結果より

1 投与量(濃度)

　わが国における国内第II相臨床試験においては，全身麻酔による下腹部開腹手術を受ける患者69例を対象にレボブピバカインの濃度を2種類に分け，用量の

表1　覚醒確認後0〜21時間におけるレスキューとしてのペンタゾシン使用状況

投与群	例数	必要量(mg) 平均値	必要量(mg) 標準偏差	投与回数 0回	1回	2回	3回	4回	5回以上	平均値	標準偏差	必要とするまでの時間(分) 平均値	標準偏差
第I群	9	38.3	21.36	1	0	4	2	1	1	2.6	1.42	282.1	384.33
第II群	10	36.0	20.25	0	3	3	2	1	1	2.4	1.35	185.1	160.97
第III群	8	18.8	19.23	2	4	1	0	1	0	1.3	1.28	559.6	576.97
第IV群	10	28.5	14.92	1	2	4	3	0	0	1.9	0.99	448.7	417.93
第V群	10	27.0	35.92	4	2	2	0	0	2	1.8	2.39	601.6	596.36
第VI群	9	16.7	21.79	5	1	0	3	0	0	1.1	1.45	773.3	585.29
第VII群	8	5.6	7.76	5	3	0	0	0	0	0.4	0.52	1048.6	386.65

［並木昭義，表　圭一，岩崎　寛ほか．長時間作用性局所麻酔薬 塩酸レボブピバカイン(MR8A2) 2.5 mg/ml の持続硬膜外投与による術後鎮痛効果の検討．麻酔と蘇生 2008；44(増刊)：151-65 より改変引用］

組合せから7群(第Ⅰ群:0.125% 4 ml/hr, 第Ⅱ群:0.125% 6 ml/hr, 第Ⅲ群:0.125% 8 ml/hr, 第Ⅳ群:0.125% 10 ml/hr, 第Ⅴ群:0.25% 4 ml/hr, 第Ⅵ群:0.25% 6 ml/hr, 第Ⅶ群:0.25% 8 ml/hr)に分けて持続硬膜外投与を行い,術後鎮痛効果および安全性をもとに推奨用量を検討した[5]。有効性評価の主要評価

表2　運動神経遮断の状況

投与群	覚醒確認後時間	Bromage scale 0	1	2	3	運動神経遮断の発現率(%)
第Ⅰ群	4時間	6	3	0	0	33.3
	8時間	6	3	0	0	33.3
	21時間	8	1	0	0	11.1
	30時間	9	0	0	0	0.0
第Ⅱ群	4時間	7	3	0	0	30.0
	8時間	7	3	0	0	30.0
	21時間	8	2	0	0	20.0
	30時間	8	1	0	0	11.1
第Ⅲ群	4時間	4	3	1	0	50.0
	8時間	3	5	0	0	62.5
	21時間	5	3	0	0	37.5
	30時間	6	0	0	0	0.0
第Ⅳ群	4時間	4	6	0	0	60.0
	8時間	6	4	0	0	40.0
	21時間	8	2	0	0	20.0
	30時間	7	0	0	0	0.0
第Ⅴ群	4時間	7	3	0	0	30.0
	8時間	7	2	0	0	22.2
	21時間	8	2	0	0	20.0
	30時間	9	0	0	0	0.0
第Ⅵ群	4時間	8	1	0	0	11.1
	8時間	9	0	0	0	0.0
	21時間	9	0	0	0	0.0
	30時間	7	0	0	0	0.0
第Ⅶ群	4時間	1	5	2	0	87.5
	8時間	1	5	2	0	87.5
	21時間	4	2	2	0	50.0
	30時間	7	0	0	0	0.0

[並木昭義, 表 圭一, 岩崎 寛ほか. 長時間作用性局所麻酔薬 塩酸レボブピバカイン(MR8A2)2.5 mg/mlの持続硬膜外投与による術後鎮痛効果の検討. 麻酔と蘇生 2008;44(増刊):151-65 より引用]

項目である覚醒確認後0〜21時間のペンタゾシンの使用量は，第Ⅶ群が5.6±7.76 mgと最も少なく，次いで第Ⅵ群が16.7±21.79 mgであった(**表1**)．また，ペンタゾシンの投与回数，ペンタゾシンを必要とするまでの時間を比較した結果においても，第Ⅶ群の効果が最も強く，次いで第Ⅵ群が強い傾向がみられた(表1)．Bromage scaleを指標とした運動神経遮断作用については投与量との関連性は明確ではなかったが，第Ⅶ群がほかの投与群と比較して強い遮断作用を示した(**表2**)．安全性の評価項目である副作用，臨床検査値異常の発現状況およびバイタルサインの変化，概括安全度には用量に応じた傾向は認められなかった．これらの結果を総合し，有効性および安全性を考慮した術後鎮痛におけるレボブピバカインの推奨用量は，濃度0.25％，6 ml/hrと結論している．

2 ロピバカインとの力価の比較

国内第Ⅲ相臨床試験にて，全身麻酔と硬膜外麻酔の併用による下腹部開腹手術予定患者87症例を対象に，レボブピバカイン0.25％またはロピバカイン0.2％を6 ml/hrの投与速度で21時間持続硬膜外投与し，術後鎮痛効果および安全性について比較検討した[6]．覚醒確認後21時間までの追加の鎮痛薬(ペンタゾシン)総投与量および投与回数はあまり変わらないが，投与しなかった症例の割合はレボブピバカイン群の方が有意に多かった(**表3**)．鎮痛薬を必要とするまでの時間，視覚的評価尺度(visual analogue scale：VAS)値，被験者の鎮痛の満足度，副作用発現率においては，両群間に有意な差はなかった．主な副作用は，両群とも血圧低下，嘔吐，悪心であり，発現傾向はほぼ同様であった．これらにより，レボブピバカイン0.25％はロピバカイン0.2％と比較して同等以上の痛覚神経遮断効果を有し，安全性にも差がないことから，術後疼痛管理に有用な薬物と考えられる．

表3 覚醒確認後0〜21時間におけるレスキューとしてのペンタゾシン使用状況

投与群	例数	必要量(mg) 平均値	標準偏差	最小値	最大値	投与回数[( )内は％] 0回	1回	2回	3回	4回	5回以上	平均値	標準偏差
レボブピバカイン群	36	20.8	25.7	0	105.0	16 (44.4)	6 (16.7)	6 (16.7)	4 (11.1)	2 (5.6)	2 (5.6)	1.4	1.7
ロピバカイン群	44	23.5	21.6	0	105.0	9 (20.5)	17 (38.6)	10 (22.7)	3 (6.8)	4 (9.1)	1 (2.3)	1.6	1.4

［並木昭義，岩崎 寛，西川俊昭ほか．長時間作用性局所麻酔薬 塩酸レボブピバカイン(MR8A2)の持続硬膜外麻酔による術後鎮痛における用量の検討．麻酔と蘇生 2008；44(増刊)：119-33 より改変引用］

(2) 海外での報告より

　わが国に先立ちレボブピバカインが使用され始めた海外では，使用経験が蓄積されつつある．その中からいくつか海外文献を紹介する．

1 投与量（濃度）

　Murdochら[7)]は，待機的に人工股関節置換術あるいは人工膝関節置換術を行う患者105名に対して，3種類の濃度のレボブピバカインで術後持続硬膜外鎮痛を行い，鎮痛効果と副作用について検討した．手術後0.0625%，0.125%，0.25%のレボブピバカインを6ml/hrで24時間投与し，レスキューとしてのモルヒネ静注自己調節鎮痛（patient-controlled analgesia：PCA）使用量を記録した．術後24時間の総モルヒネ静注PCA使用量，VAS値は0.25%群で有意に低く，最初にモルヒネを必要とするまでの時間は0.25%群で有意に長かった（表4）．運動神経遮断効果，副作用発現率は，各群間に有意な差はみられなかった．以上より，術後硬膜外鎮痛に使用するときのレボブピバカイン単独投与における最適濃度は0.25%であることが示唆された．

　局所麻酔薬に麻薬などの鎮痛薬を混合することでそれぞれの薬物の投与量を抑えることができ，過度の運動神経遮断を起こさずに良好な鎮痛が得られることが知られている．Crewsら[8)]は腹部手術後の患者100名の術後持続硬膜外鎮痛において，レボブピバカイン0.25%とモルヒネ0.05mg/mlの併用群と各剤単独使用群とを，いずれも4ml/hrで投与し，比較した．術後4,8時間後の安静時，体動時のVAS値はともに併用群で有意に低く（図1），追加鎮痛薬の使用量も併用群で少なく，最初に追加鎮痛薬を必要とするまでの時間も併用群で長かった．

表4　レスキューとしてのモルヒネ静注PCA使用量

	0.0625% レボブピバカイン (n=32)	0.125% レボブピバカイン (n=27)	0.25% レボブピバカイン (n=32)
モルヒネ使用せず	1 (3%)	3 (11%)	15 (47%)*
レスキューまでの時間(hr)	8.1(5.0)	9.5(7.0)	16.7(8.3)*
モルヒネ総投与量(mg/hr)(range)	1.5(0.3〜5.8)	1.0(0〜4.1)	0.2(0〜2.4)†
1時間あたりのPCAリクエスト回数(range)	1.5(0.1〜12.3)	1.5(0〜10.4)	0 (0〜3.2)*

　データは，n(%)，mean(SD)，median(range)
　*P<0.001；†P<0.01 vs 0.0625%群 & 0.125%群

　［Murdoch JA, Dickson UK, Wilson PA, et al. The efficacy and safety of three concentrations of levobupivacaine administered as a continuous epidural infusion in patients undergoing orthopedic surgery. Anesth Analg 2002；94：438-44 より引用］

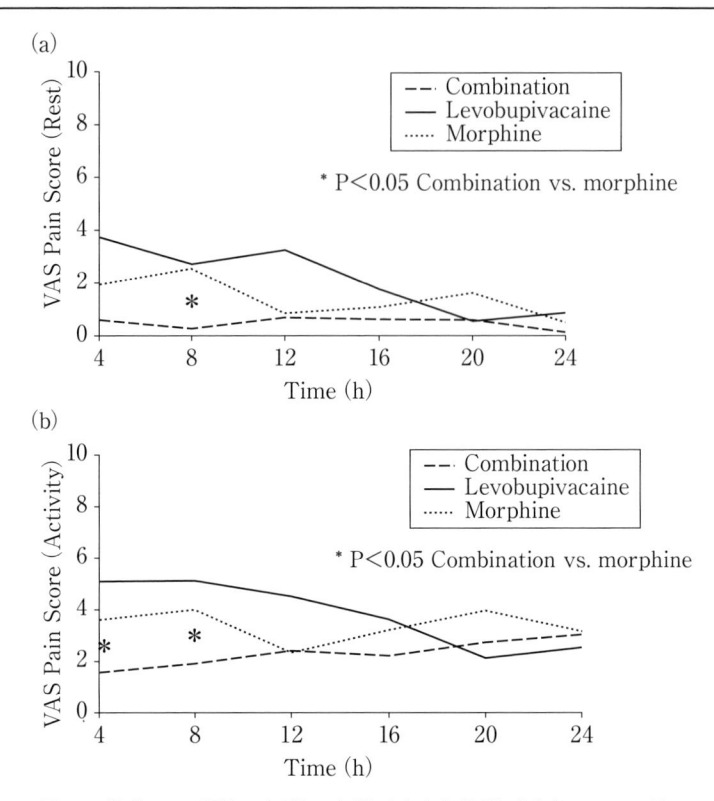

図1 術後24時間の各群の安静時(a)と体動時(b)のVAS値の変動

[Crews JC, Hord AH, Denson DD, et al. A comparison of the analgesic efficacy of 0.25% levobupivacaine combined with 0.005% morphine, 0.25% levobupivacaine alone, or 0.005% morphine alone for the management of postoperative pain in patients undergoing major abdominal surgery. Anesth Analg 1999;89:1504-9より引用]

　レボブピバカインにおいても，麻薬と併用することによって良好な鎮痛が得られることが示された．
　De Cosmoら[9]は，胸部手術後の患者72名において，レボブピバカイン0.125%あるいは0.0625%をスフェンタニル1μg/ml併用下に5ml/hrで投与し，術後48時間のVAS値を比較検討した．術後48時間の咳嗽時VAS値は0.125%群で有意に低く(**図2**)，モルヒネ静注PCAの総使用量は0.125%群で有意に少なく，モルヒネ静注PCAを必要としなかった患者は0.125%群で有意に多かった(**表5**)．いずれも重篤な副作用はなく，スフェンタニル併用下にレボブピバカインを硬膜外投与する場合，腹部手術後の患者においては0.0625%よりも0.125%

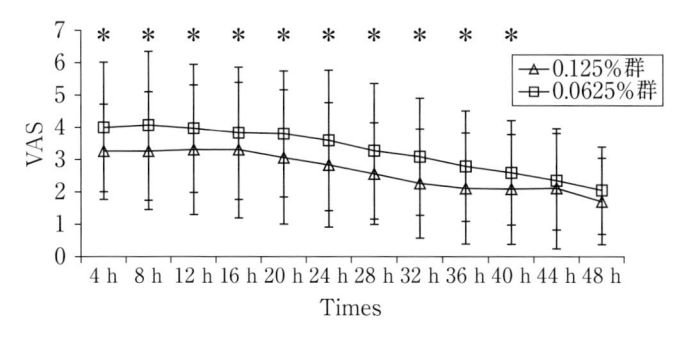

図2 術後48時間の各群の咳嗽時のVAS値の変動

[De Cosmo G, Congedo E, Mascia A, et al. Epidural infusion of levobupivacaine and sufentanil following thoracotomy. Anesthesia 2007；62：994-9 より引用]

表5 モルヒネ静注PCAの使用状況

	0.125% レボブピバカイン群 ($n=37$)	0.0625% レボブピバカイン群 ($n=34$)	P値
モルヒネを必要とした患者数	9(24%)	1(3%)	=0.006
レスキューまでの時間（分）	331.3(602.8)	245.6(424.9)	NS
モルヒネ総投与量（mg）	8.9(8.8)	17.0(8.3)	=0.0005
4時間あたりの平均PCAリクエスト回数	1.2(1.2)	2.2(1.1)	=0.0003

データは，mean(SD)，n(%)　　NS：有意差なし

[De Cosmo G, Congedo E, Mascia A, et al. Epidural infusion of levobupivacaine and sufentanil following thoracotomy. Anesthesia 2007；62：994-9 より引用]

が有効であることが示された。

　一方，Dernedde ら[10]は下腹部手術患者に対して，レボブピバカインを0.5%，3 ml/hr あるいは0.15%，10 ml/hr と時間あたりの投与用量を同じにして，胸部硬膜外カテーテルより持続投与し，鎮痛効果や副作用について調べた。その結果，知覚遮断レベルにもVAS値にも両群間に有意差はなかったが，Bromage scaleで示す運動神経遮断や血圧低下は0.5%群で少ない傾向がみられた（**図3，4**）。したがって，胸部から挿入した硬膜外カテーテルからは高濃度のレボブピバカインを少量投与した方が運動神経遮断が少なく，術後の早期離床には有利となる可能性がある。

　Mendola ら[11]もまた，胸部手術患者150名を3群に分け，スフェンタニル2.6 μg/hr の併用下にレボブピバカイン0.5%，0.25%，0.15%の濃度の薬液を時間投与用量を一定として10 mg/hr で持続硬膜外投与し，鎮痛効果，副作用につ

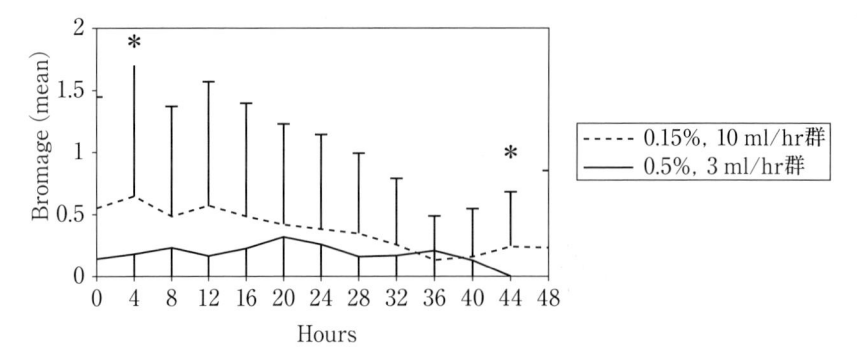

図3　運動神経遮断(Bromage scale)の比較

[Dernedde M, Stadler M, Bardiau F, et al. Continuous epidural infusion of large concentration/small volume versus small concentration/large volume of levobupivacaine for postoperative analgesia. Anesth Analg 2003；96：796-801 より引用]

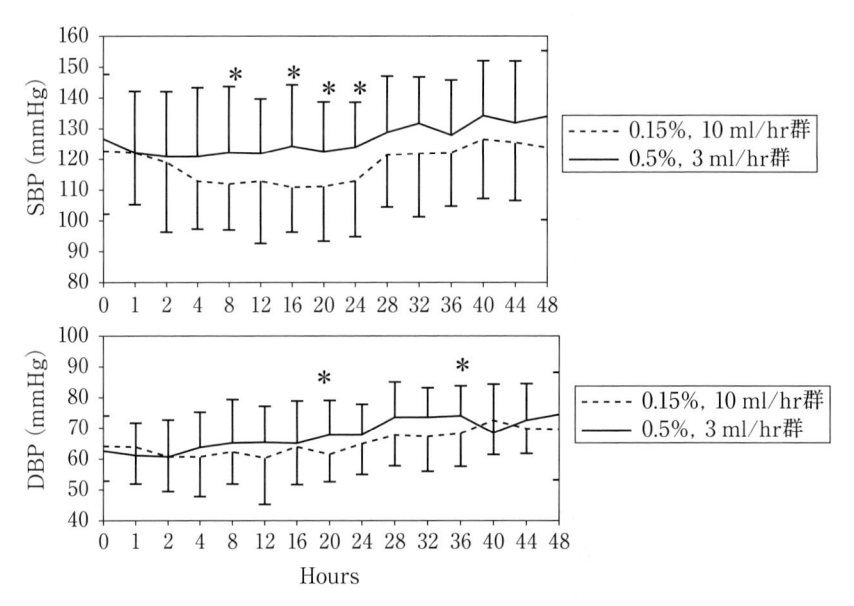

図4　血圧変動の比較

[Dernedde M, Stadler M, Bardiau F, et al. Continuous epidural infusion of large concentration/small volume versus small concentration/large volume of levobupivacaine for postoperative analgesia. Anesth Analg 2003；96：796-801 より引用]

表6 PCEAにおける薬物使用量とPCEA要求状況

	ロピバカイン群 (n=38)	レボブピバカイン群 (n=40)	P値
最初の24時間の局麻薬使用量(ml)	141(44)	113(35)	0.1
48時間の局麻薬使用量(ml)	221(64)	178(54)	0.02
48時間に使用した局麻薬の総量(mg)	364.6(105)	222.5(67)	0.007
48時間にPCEAをリクエストした回数	38.6(16)	28(13)	0.04
実際に投与された回数/リクエストした回数	0.75(0.2)	0.8(0.2)	0.6

データは，mean(SD)
[Smet I, Vlaminck E, Varcauteren M. Randomized controlled trial of patient-controlled epidural analgesia after orthopedic surgery with sufentanil and ropivacaine 0.165% or levobupivacaine 0.125%. Br J Anaesth 2008；100：99-103 より引用]

いて検討したが，いずれも3群間に有意差がみられなかったと報告している．持続硬膜外による鎮痛効果はレボブピバカインの濃度や流量にかかわらず，時間投与用量で決まる可能性が示唆されるが，この点についてはさらなる研究が必要である．

2 ロピバカインとの力価の比較

Smetら[12]は，人工股関節置換術と人工膝関節置換術患者を対象に自己調節硬膜外鎮痛(patient-controlled epidural analgesia：PCEA)を用い，スフェンタニル1μg/ml を併用下にレボブピバカイン0.125%とロピバカイン0.165%を比較検討している．持続投与を3ml/hr(術後24時間)，ボーラス投与を4ml，ロックアウトタイムを20分に設定し，術後48時間の薬液の使用量やPCEAの要求回数を比較すると，レボブピバカイン0.125%の方がロピバカイン0.165%よりも薬液使用量ならびにPCEA要求回数が有意に少なかった(表6)．ロピバカインの方がレボブピバカインよりも25%ほど濃度が高いのにもかかわらず薬液必要量が多かったということより，レボブピバカインの方がロピバカインよりも力価が高いと考えられ，ロピバカインよりも低濃度で術後疼痛管理が可能であると予想される．

(3) われわれの硬膜外投与法

われわれの術後鎮痛に対する硬膜外投与法は，持続注入あるいはPCEAとし，手術部位，年齢，性別などにより，局所麻酔薬の濃度，麻薬併用の有無，投与速度，制吐薬混合の有無などを調整する．一般には，レボブピバカイン0.125%に

表7 PCEAの設定例

薬液組成	0.125％レボブピバカイン＋フェンタニル4μg/ml
持続投与速度(ml/hr)	0.1 ml/kg/hr(4〜6 ml/hr)
リクエスト時の追加投与量(ml)	2〜3 ml
ロックアウトタイム	15〜20分
時間あたりの投与回数	2〜3回

4μg/mlのフェンタニルを混ぜて使用している。

　胸部から挿入した硬膜外カテーテルの場合には，前述したDerneddeらの論文にもあったように，高濃度のレボブピバカインを少量投与した方が運動神経遮断や血圧低下などの副作用が少ない可能性があるが，腰部から挿入した硬膜外カテーテルの場合には，低濃度のレボブピバカインに麻薬を併用し，大量に投与する方が望ましいと考えている。

　併用する麻薬については，モルヒネは親水性が高いために脳脊髄液中に広がり広範囲の鎮痛が得られるというメリットがあるが，遅発性呼吸抑制の可能性があることより，一般的にはフェンタニルを使用している。ただ食道癌術後などのように創が広範囲にわたる場合には，モルヒネの使用を考慮する場合もある。

　下肢や下腹部の術後では，持続注入だけでも良好な鎮痛が得られることが多いが，上腹部や胸部の術後では，PCEAで管理すべきと考える。PCEAでは電動式PCA装置を用いて，ベースの持続投与速度は0.1 ml/kg/hr(通常4〜6 ml/hr)，リクエスト時の追加投与量は2〜3 mlとしている。硬膜外投与では静注と比べて最大効果までに時間がかかるためロックアウトタイムを15〜20分とし，また過量投与を防ぐため時間あたりの投与回数を2〜3回に制限している(**表7**)。しかし，術後回診のときはPCA装置でボタンを押した回数(リクエスト回数)と実際に薬液が投与された回数をチェックして，リクエスト回数が投与回数を大きく上回っているような場合には設定を見直す必要がある。

　この設定でおおむね良好な鎮痛が得られるが，術後の炎症による痛みには非ステロイド系抗炎症薬が有効であり，禁忌でないかぎり積極的に併用する。侵襲が大きい手術で疼痛が強い場合にはさらに麻薬の静注PCAの併用を行うこともある。

　副作用としては，一般的な局所麻酔薬中毒症状(めまい，耳鳴り，痙攣など)や血圧低下などのほかに，併用する麻薬による瘙痒感や嘔気・嘔吐などが挙げられる。特に女性では，嘔気・嘔吐の頻度が高いため，フェンタニルの濃度を2μg/mlに減量することが多い。嘔気・嘔吐の発生時にはメトクロプラミドを静注して対応しているが，それでも治まらない場合にはドロペリドールの静注も考慮する。

おわりに

　術後鎮痛として硬膜外腔にレボブピバカインを投与するときは，低濃度で有効であり，かつ持続投与が行われるため，急激な血中濃度の上昇はみられない。局所麻酔薬中毒を起こしにくいと考えられるが，過量投与や血管内への誤注入の危険性は常に念頭に置くべきである。

　実際の投与にあたっては術後回診による使用中の確認が重要であり，鎮痛効果の確認とともに副作用やPCA装置での総使用量のチェックなどを行うことにより，ロピバカインと同様にレボブピバカインにおいても安全ですぐれた術後硬膜外鎮痛が可能である。

文　献

1) Huang YF, Pryor ME, Mather LE, et al. Cardiovascular and central nervous system effects of intravenous levobupivacaine and bupivacaine in sheep. Anesth Analg 1998 ; 86 : 797-804.
2) Chang DH, Ladd LA, Wilson KA, et al. Tolerability of large-dose intravenous levobipivacaine in sheep. Anesth Analg 2000 ; 91 : 671-9.
3) Bardsley H, Gristwood R, Baker H, et al. A comparison of the cardiovascular effects of levobupivacaine and rac-bupivacaine following intravenous administration to healthy volunteers. Br J Clin Pharmacol 1998 ; 46 : 245-9.
4) Kanai Y, Tateyama S, Nakamura T, et al. Effects of levobupivacaine, bupivacaine, and ropivacaine on tail-flick response and motor function in rats following epidural or intrathecal administration. Reg Anesth Pain Med 1999 ; 24 : 444-52.
5) 並木昭義, 表　圭一, 岩崎　寛ほか. 長時間作用性局所麻酔薬　塩酸レボブピバカイン（MR8A2）2.5 mg/mlの持続硬膜外投与による術後鎮痛効果の検討. 麻酔と蘇生 2008 ; 44（増刊）: 151-65.
6) 並木昭義, 岩崎　寛, 西川俊昭ほか. 長時間作用性局所麻酔薬　塩酸レボブピバカイン（MR8A2）の持続硬膜外麻酔による術後鎮痛における用量の検討. 麻酔と蘇生 2008 ; 44（増刊）: 119-33.
7) Murdoch JA, Dickson UK, Wilson PA, et al. The efficacy and safety of three concentrations of levobupivacaine administered as a continuous epidural infusion in patients undergoing orthopedic surgery. Anesth Analg 2002 ; 94 : 438-44.
8) Crews JC, Hord AH, Denson DD, et al. A comparison of the analgesic efficacy of 0.25% levobupivacaine combined with 0.005% morphine, 0.25% levobupivacaine alone, or 0.005% morphine alone for the management of postoperative pain in patients undergoing major abdominal surgery. Anesth Analg 1999 ; 89 :

1504-9.
9) De Cosmo G, Congedo E, Mascia A, et al. Epidural infusion of levobupivacaine and sufentanil following thoracotomy. Anesthesia 2007 ; 62 : 994-9.
10) Dernedde M, Stadler M, Bardiau F, et al. Continuous epidural infusion of large concentration/small volume versus small concentration/large volume of levobupivacaine for postoperative analgesia. Anesth Analg 2003 ; 96 : 796-801.
11) Mendola C, Ferrante D, Oldani E, et al. Thoracic epidural analgesia in post-thoracotomy patients: comparison of three different concentrations of levobupivacaine and sufentanil. Br J Anaesth 2009 ; 102 : 418-23.
12) Smet I, Vlaminck E, Vercauteren M. Randomized controlled trial of patient-controlled epidural analgesia after orthopedic surgery with sufentanil and ropivacaine 0.165% or levobupivacaine 0.125%. Br J Anaesth 2008 ; 100 : 99-103.

(中塚　秀輝, 前島　亨一郎)

第3章 伝達麻酔

I　腕神経叢ブロック

はじめに

　レボブピバカインの末梢神経ブロックへの適用は，現在厚労省に申請中である。このため国内で実施されたレボブピバカインによる腕神経叢ブロックの臨床治験成績は，それ以外の末梢神経ブロックと同様公開されていない。以上の事情から，本節ではレボブピバカインによる腕神経叢ブロックについて，海外文献を中心として述べる。また，レボブピバカインと並んで新しい長時間作用性局所麻酔薬（局麻薬）として市販されているロピバカインとの比較検討も重要である。本節では特に，両局麻薬を直接比較した研究を中心に紹介する。

(1) レボブピバカインによる腕神経叢ブロックの利点

　レボブピバカインは，ロピバカインと並んで，単一の立体異性体からなる長時間作用性局麻薬である。レボブピバカインとロピバカインはいずれもアミド型局麻薬に属するが，エステルカイン（エステル型局麻薬），アミドカイン（アミド型局麻薬）に続く第三世代の局麻薬として，キラルカイン（鏡像型局麻薬）と呼ばれる[1]。レボブピバカインとロピバカインは，立体異性体の合成・分離技術が生んだ局麻薬である。

　これまで広く臨床に用いられてきた長時間作用性局麻薬ブピバカインに比べて，レボブピバカインは局麻薬としての力価がほぼ等しく，かつ心毒性が低いことが最大の利点である。腕神経叢ブロックによる神経遮断部位は穿刺法ごとに異なるが，いずれも複数の神経幹・神経束・末梢神経に局麻薬を浸潤させるため，比較的大量の局麻薬を必要とする。意図しない静脈内注入による心毒性が低く，また局麻薬中毒を起こす血中濃度が高いレボブピバカインは，ブピバカインに比べて安全域が広い。レボブピバカイン，ロピバカイン，ブピバカインの相対力価にはいまだ議論があるが，多くの臨床研究によって，ブピバカイン＞レボブピバカイン＞ロピバカインの順序であると考えられている[2]。

　レボブピバカインと，ロピバカインあるいはブピバカインの力価を比較する際に留意すべき点がLiisananttiら[3]によって指摘されている。すなわち，レボブピ

バカインはほかの2剤と異なり，塩酸を含めない分子量をもとに市販薬の重量パーセントを表示しているのに対して，ほかの2剤は塩酸を含めた分子量をもとに重量パーセントが表示されている．このため重量パーセントを厳密にそろえるには，レボブピバカインをわずかながら希釈する必要がある．

(2) レボブピバカインによる長時間の腕神経叢ブロックは，日帰り手術の麻酔法として欠点にならないか

　海外では，腕神経叢ブロックによって手術が可能な症例はほとんどが日帰り手術である．手術が終了し帰宅してからも長時間知覚・運動遮断が続くことは，患者の不利益になる可能性が考えられる．Liisanantti ら[3]は，電話による術後の患者インタビューによってこの点を評価した．90名の患者を対象に，レボブピバカイン，ロピバカイン，ブピバカインのいずれかを使った腋窩法による腕神経叢ブロックを行った．局麻薬の濃度は0.5％，容量は45 mlに統一した．レボブピバカインによる知覚遮断時間は平均19.5時間，ロピバカインは17.3時間，ブピバカインは19.3時間に及んだが，インタビューの際に長時間の麻酔効果に対して不満を述べた患者は，ロピバカイン群とブピバカイン群各1名の計2名のみであり，レボブピバカイン群では1名も不満を述べなかった．この研究では，対象患者に対して，局所麻酔の効果が長く続くので，少なくとも肘の曲げ伸ばしができるようになるまでは上肢の支持・保護が必要であることをあらかじめ説明し，支持器具の使用方法についても指導した．その結果，術後長時間続く麻酔効果を不満として訴えた患者は予想外に少なく，長時間痛みのない状態が続いたことを利点として評価する者が大部分であった．同様に Casati ら[2]は，肩関節手術を受ける50名を対象に，レボブピバカインあるいはロピバカインを使った斜角筋間法による腕神経叢ブロックを行った．局麻薬の濃度は0.5％，容量は30 mlに統一した．この研究では術後鎮痛のためにカテーテルを留置して術後24時間局麻薬の持続注入を行っており，初回投与された局麻薬の麻酔効果持続時間は評価できないが，術後の知覚遮断持続時間が前述のLiisananttiらの報告よりも長いことは確実である．手術後1週間の時点で患者に麻酔効果をたずねたところ，全員が麻酔効果に満足しており，次回も同じ麻酔方法を選択すると回答した．

　以上2つの研究から分かるように，レボブピバカインによる長時間持続する腕神経叢ブロックは，リドカインやメピバカインなどの中時間作用性局麻薬を使い，術後早い時期に経口鎮痛薬を投与する方法と比較して，日帰り手術患者に有用である．ただし，あらかじめ患者に帰宅後の手術側上肢の保護方法を説明し，自宅での事故を防止することが重要と考えられる．

(3) レボブピバカインとロピバカインの効果比較

　腕神経叢ブロックは，ブロック針の穿刺方法が複数(斜角筋間法，鎖骨上法，鎖骨下法，腋窩法)あり，また針先位置の確認方法も複数存在する(超音波ガイド法，電気刺激法，動脈貫通法，動脈周囲法)。効果発現時間や効果持続時間の判定方法も，腕神経叢の一部に麻酔効果が認められた時点，あるいは手術野全体が無知覚になった時点など，報告によって一定しない。したがってレボブピバカインとロピバカインの効果を比較するには，これら2剤を直接比較した臨床研究のみが参考になる(表1)。

1　斜角筋間法[2]
ⓐ　対象患者：肩関節の開放手術を受けるASA PS 1～2の男女50名を，無作為にレボブピバカイン群，ロピバカイン群の2群に分けた。
ⓑ　腕神経叢の同定方法：電気刺激法。0.5 mA未満でも三角筋または上腕二頭筋に筋収縮が認められる場所で20Gのカテーテルを留置した。
ⓒ　局麻薬：レボブピバカイン，ロピバカインのいずれも，濃度0.5％，容量

表1　レボブピバカイン，ロピバカインによる腕神経叢ブロックの効果

穿刺方法	局麻薬	知覚遮断作用発現時間(分)	知覚遮断作用持続時間(時間)
斜角筋間法[1]	レボブピバカイン 0.5％ 30 ml	20(10～40)	NA
	ロピバカイン 0.5％ 30 ml	20(5～45)	NA
鎖骨下法[2]	レボブピバカイン 0.5％ 30 ml	13.5	11.4
	ロピバカイン 0.75％ 30 ml	14.2	10.3
腋窩法[3]	レボブピバカイン 0.5％ 45 ml	NA	19.5
	ロピバカイン 0.5％ 45 ml	NA	17.3
腋窩法[4]	レボブピバカイン 0.5％ 40 ml(Ep)	19.1	13.9
	ロピバカイン 0.5％ 40 ml(Ep)	13.5	10.7

数値は中央値(範囲)，中央値または平均値。Ep：アドレナリン加，NA：数値データなし。

[1] Casati A, Borghi B, Fanelli G, et al. Interscalene brachial plexus anesthesia and analgesia for open shoulder surgery：a randomized, double-blinded comparison between levobupivacaine and ropivacaine. Anesth Analg 2003；96：253-9.
[2] Piangatelli C, De Angelis C, Pecora L, et al. Levobupivacaine and ropivacaine in the infraclavicular brachial plexus block. Minerva Anestesiol 2006；72：217-21.
[3] Liisanantti O, Luukkonen J, Rosenberg PH. High-dose bupivacaine, levobupivacaine and ropivacaine in axillary brachial plexus block. Acta Anaesthesiol Scand 2004；48：601-6.
[4] Cline E, Franz D, Polley RD, et al. Analgesia and effectiveness of levobupivacaine compared with ropivacaine in patients undergoing an axillary brachial plexus block. AANA J 2004；72：339-45.

30 ml に統一した．術後鎮痛として，手術麻酔にレボブピバカインを使った例には0.125％レボブピバカイン，ロピバカインを使った例には0.2％ロピバカインを，初回局麻薬注入4時間後から patient-controlled interscalene analgesia (PCIA) 法によって持続投与した．PCIA の設定は，基礎注入量6 ml / hr, レスキュー投与2 ml，ロックアウトタイム15分，1時間の最大追加回数3回とした．

ⓓ 効果判定法：知覚遮断は22G針によるピンプリック法により，痛みを10 cm の視覚的評価尺度（visual analogue scale：VAS）を使って評価した．運動遮断は患者に検者の手を握らせ，3段階（1＝運動遮断なし，両手の握力は等しい．2＝ブロック側の握力が弱く，部分的な運動遮断を認める．3＝ブロック側の握力はなく，完全な運動遮断）で評価した．

ⓔ 作用発現時間と作用持続時間（数値は中央値と範囲）：知覚遮断の作用発現時間は，レボブピバカイン20(10～40)分，ロピバカインも20(5～45)分であり有意差はなかった（$P=0.53$）．運動遮断については術後の数値しか記載がない．初回局麻薬投与の4時間後に PCIA を開始する時点では，レボブピバカインの運動遮断がロピバカインに比較して強く（$P=0.003$），8時間以後はレボブピバカインとロピバカインの運動遮断に有意差は認められなかった．

術後24時間の PCIA 注入によって，術後鎮痛は両群とも良好であった．術後24時間の間に使用した局麻薬量は，レボブピバカイン147(144～196)ml，ロピバカイン162(144～248)ml であり，ロピバカイン群の局麻薬消費量が10％多かった（$P=0.019$）．術後24時間の局麻薬追加投与回数もロピバカインが有意に多く（$P=0.023$），術後鎮痛の有効性はレボブピバカインがすぐれていた．

結論として，0.5％ 30 ml のレボブピバカインとロピバカインは，斜角筋間法による腕神経叢ブロックに使用した場合に同等の作用発現時間と効果を示す．また PCIA 法による術後鎮痛は，より低濃度の0.125％レボブピバカインによって，0.2％ロピバカインよりもすぐれた術後鎮痛が得られた．

❷ 鎖骨下法[4]

ⓐ 対象患者：前腕または手部の手術を受ける ASA PS 1～2 の男女30名を，無作為にレボブピバカイン群，ロピバカイン群の2群に分けた．

ⓑ 腕神経叢の同定方法：電気刺激法．0.5 mA 以下でも手部に筋収縮がみられる場所で局麻薬を単回注入した．

ⓒ 局麻薬：レボブピバカインは0.5％，ロピバカインは0.75％を使用し，局麻薬の容量は両群とも30 ml に統一した．

ⓓ 効果判定法：知覚遮断はピンプリック法，運動遮断は modified Bromage

scaleによって，いずれも3段階評価を行った。
ⓔ 作用発現時間と作用持続時間(数値は中央値±標準偏差)：知覚遮断の作用発現時間はレボブピバカイン 13.5±1.1 分，ロピバカイン 14.2±1.2 分であり有意差はなかった。運動遮断の作用発現時間はレボブピバカイン 19.3±2.6 分，ロピバカイン 20.2±2.4 分であり，レボブピバカインがロピバカインより有意に早かった($P<0.05$)。知覚遮断の持続時間はレボブピバカインが有意に長く(11.4±2.2 vs 10.3±1.4 時間，$P<0.05$)，運動遮断の持続時間もレボブピバカインが有意に長かった(8.4±2.1 vs 8.3±1.5 時間，$P<0.05$)。0.5%レボブピバカインと 0.75%ロピバカインとの比較でも，レボブピバカインの知覚遮断持続時間が有意に長いことが確認された。

3 腋窩法(動脈周囲法)[3]

ⓐ 対象患者：前腕または手部の手術を受ける男女 90 名を，無作為にレボブピバカイン群，ロピバカイン群，ブピバカイン群の 3 群に分けた。
ⓑ 腕神経叢の同定方法：電気刺激法。0.5 mA 以下でも手部に筋収縮がみられる場所で腋窩動脈の周囲に局麻薬を分割注入した。
ⓒ 局麻薬：レボブピバカイン，ロピバカイン，ブピバカインのいずれも，0.5% 45 ml に統一した。
ⓓ 効果判定法：知覚遮断は 4 神経(筋皮，橈骨，正中，尺骨神経)について，あらかじめ決めてある皮膚の部位の冷覚を氷塊で検査した。運動遮断は肘関節屈曲，手関節背屈，握り拳が作れるかについて，3 段階評価を行った。
ⓔ 作用発現時間と作用持続時間(数値は平均値±標準偏差)：知覚遮断効果の発現時間は 3 群間に有意差がなかった(数値の記載なし)。局麻薬注入から 45 分後の時点で皮膚の 4 神経領域が無感覚状態になった率は，ロピバカインとブピバカインがレボブピバカインよりも高かった($P<0.01$)。運動遮断効果については，局麻薬注入から 45 分後の時点で肘関節の完全運動麻痺が認められる率は，ロピバカイン(67%)がブピバカイン(47%)とレボブピバカイン(30%)に比較して有意に高かった($P<0.01$)。

術後最初に鎮痛薬が必要になるまでの時間によって知覚遮断持続時間を比較すると，レボブピバカイン 17.1±6.5 時間，ブピバカイン 17.8±7.2 時間，ロピバカイン 15.0±5.4 時間であり，3 群間に有意差がなかった。患者が知覚遮断・運動遮断の双方から完全に回復したと自覚するまでの時間は，レボブピバカイン 19.5±8 時間，ブピバカイン 19.3±7.7 時間，ロピバカイン群 17.3±6.6 時間であり，いずれも有意差を認めなかった。

手の手術のための腋窩法による腕神経叢ブロックに関しては，0.5%ロピバカインが 0.5%レボブピバカインならびに 0.5%ブピバカインに比べて，いく

つかの調査項目でわずかにまさっていた．具体的には，注入45分後の時点で，ロピバカインはレボブピバカインに比べて知覚遮断（尺骨，橈骨，筋皮神経領域）・運動遮断（肘屈曲）が有意に強い．しかしながら外科手術のための麻酔という点からは，3薬物は同等であった．一方，これらの長時間作用性局麻薬は，ブロック効果の発現に時間がかかる．いくつかの例ではブロック効果が最大になるのは注入45分以降であった．レボブピバカイン，ロピバカインのいずれも，分離麻酔効果は認められなかった．

4 腋窩法（動脈貫通法）[5]

ⓐ 対象患者：上肢の手術を受けるASA PS 1〜2の男女54名を，無作為にレボブピバカイン群，ロピバカイン群の2群に分けた．

ⓑ 腕神経叢の同定方法：動脈貫通法．26G，1/2インチ針を用い，局麻薬の全量を腋窩動脈の後方（動脈後壁と神経血管鞘の間）に注入した．

ⓒ 局麻薬：レボブピバカイン，ロピバカインはいずれも0.5% 40 mlに統一し，20万倍のアドレナリンを添加した．

ⓓ 効果判定法：知覚遮断はフィラメントによる疼痛刺激時の数値尺度〔verbal numeric rating scale：VNRS（0〜10の11段階）〕によって評価し，運動遮断は4段階のmodified Bromage scaleによって評価した．知覚遮断の持続時間は術後最初に鎮痛薬を必要とした時間までとし，運動遮断時間はブロック側の指を最初に動かすことのできた時間までとした．

ⓔ 作用発現時間と作用持続時間（数値は平均値±標準偏差）：知覚遮断の作用発現時間はレボブピバカイン19.06±8.34分，ロピバカイン13.5±7.84分で有意差はなかった．運動遮断がmodified Bromage scale 2に達する時間についても，レボブピバカイン19.7±8.3分，ロピバカイン27.5±31.4分と有意差はなかった（$P=0.74$）．

レボブピバカインとロピバカインに有意差が認められたのは，8時間後と10時間後のVNRSスコアのみであった．8時間後のVNRSスコアは，レボブピバカイン0.48±1.15に対してロピバカイン2.76±3.14（$P=0.001$），10時間後には1.07±2.0に対して3.32±3.21（$P=0.003$）であり，この2時点ではレボブピバカインの鎮痛作用がすぐれていた．知覚遮断の持続時間はレボブピバカインが有意に長く（832±285 vs 642±247分，$P=0.013$），運動遮断持続時間もレボブピバカインが有意に長かった（1047±275 vs 779±280分，$P=0.001$）．

結論として，0.5% 40 mlのレボブピバカインとロピバカインのいずれかを使った動脈貫通法による腋窩部腕神経叢ブロックでは，作用発現時間には有意差がなく，術後の知覚遮断と運動遮断は，ともにレボブピバカインの方が長時間持続した．

（4）レボブピバカインによる腕神経叢ブロックの薬物動態

腋窩法による腕神経叢ブロックは大量の局麻薬を使用する末梢神経ブロックの代表であり，局麻薬の血中濃度が上昇することによって局麻薬中毒を起こす可能性が大きい。Crews ら[6]は腎機能が正常な成人男女 11 名を対象に，アドレナリンを含まない 0.5％レボブピバカイン 50 ml を使って腋窩法による腕神経叢ブロックを行い，血中レボブピバカイン濃度を測定した。最高血漿中濃度（C_{max}）は 1.2（0.8～3.7）μg/ml，最高血漿中濃度到達時間（T_{max}）は 55（15～370）分（数値は中央値と範囲）であった。この研究に使用されたレボブピバカインの投与量（250 mg）は推奨投与量（150 mg）よりも大量であるが，局麻薬中毒症状を示した患者はなかった。レボブピバカインによる局麻薬中毒によって，中枢神経症状が最初に認められるときの血漿中濃度は 2.6 μg/ml とされており[7]，Crews らの報告したレボブピバカインの C_{max} 1.2 μg/ml は中毒量の半量以下である。健康成人の腕神経叢ブロックにレボブピバカインを使用する場合，250 mg までは安全に使用できると考えられる。

まとめ

レボブピバカインによる腕神経叢ブロックは，穿刺部位にかかわらず安全に使用できる。同一濃度で比較すると，0.5％ロピバカインが 0.5％レボブピバカインならびに 0.5％ブピバカインに比べていくつかの調査項目でわずかにまさるが，外科手術のための麻酔という点からは，3 薬物は同等の効果を示す[3]。また，腕神経叢ブロックに使われる高濃度のレボブピバカインでは，知覚遮断と運動遮断の持続時間に有意差はなく，分離麻酔効果は認められない[3]。

レボブピバカインの知覚遮断発現時間は先に述べたように 13～20 分とされているが，複数の神経に麻酔効果が広がり手術が可能になるまでの時間は，リドカイン，メピバカインなどの中時間作用性アミド型局麻薬に比較して遅い。速やかな麻酔効果発現を期待する場合には，レボブピバカインのような長時間作用性局麻薬は適さない。一方，レボブピバカインの知覚遮断持続時間は 11～19 時間と長時間に及ぶが，帰宅後に必要な上肢の保護方法を指導すれば，患者は長時間の鎮痛作用を高く評価することから，日帰り手術の麻酔方法としても適すると考えられる。

レボブピバカインによる腕神経叢ブロックの報告は，これまで電気刺激法や動脈貫通法によるものに限定されており，複数の神経束や末梢神経を浸潤するために比較的大量の局麻薬の使用が必須であった。超音波ガイド法は局麻薬の総使用量を大幅に節約できる可能性があり，腕神経叢ブロックのイメージが一新される

可能性がある。わが国の麻酔科医による,超音波ガイド法を用いた腕神経叢ブロックの研究を期待したい。

文　献

1) Mather LE, Tucker GT. Properties, absorption, and disposition of local anesthetic agents. In：Cousins MJ, Carr DB, Horlocker TT, eds. Cousins and Briden-baugh's Neural Blockade：In Clinical Anesthesia and Management of Pain. 4th ed. Philadelphia：Lippincott Williams & Wilkins；2008. p.50-2.
2) Casati A, Borghi B, Fanelli G, et al. Interscalene brachial plexus anesthesia and analgesia for open shoulder surgery：a randomized, double-blinded comparison between levobupivacaine and ropivacaine. Anesth Analg 2003；96：253-9.
3) Liisanantti O, Luukkonen J, Rosenberg PH. High-dose bupivacaine, levobupivacaine and ropivacaine in axillary brachial plexus block. Acta Anaesthesiol Scand 2004；48：601-6.
4) Piangatelli C, De Angelis C, Pecora L, et al. Levobupivacaine and ropivacaine in the infraclavicular brachial plexus block. Minerva Anestesiol 2006；72：217-21.
5) Cline E, Franz D, Polley RD, et al. Analgesia and effectiveness of levobupivacaine compared with ropivacaine in patients undergoing an axillary brachial plexus block. AANA J 2004；72：339-45.
6) Crews JC, Weller RS, Moss J, et al. Levobupivacaine for axillary brachial plexus block：a pharmacokinetic and clinical comparison in patients with normal renal function or renal disease. Anesth Analg 2002；95：219-23.
7) Bardsley H, Gristwood R, Baker H, et al. A comparison of the cardiovascular effects of levobupivacaine and rac-bupivacaine following intravenous administration to healthy volunteers. Br J Clin Pharmacol 1998；46：245-9.

（山本　健，坪川　恒久）

第3章 伝達麻酔

II　下肢神経ブロック

はじめに

　本書の出版時点においてレボブピバカインの適用は硬膜外麻酔および術後鎮痛であり，本節で扱う下肢神経ブロックについては第III相臨床治験を終了し，伝達麻酔の適応追加の手続き中である。したがって，わが国におけるレボブポバカインの下肢伝達麻酔に関する臨床使用データは存在しないため，本節における記載内容は海外において発表された文献的データと筆者の一般臨床試験において使用した印象が中心となることをご理解いただきたい。

　取り扱う下肢神経ブロックとしては，大腿神経ブロック，坐骨神経ブロック傍仙骨アプローチ，殿下部アプローチおよび膝窩アプローチを対象とし，持続法についても解説を行う。手技については特別に記載しないかぎり超音波ガイド下法を用いるものとする。

(1) 下肢神経ブロックにおけるレボブピバカインの利点

　下肢手術の場合，手術麻酔としては知覚神経のみならず運動神経に対しても十分な麻酔効果が望まれ，術後鎮痛としては知覚神経を中心に長時間の効果が望まれる。また，上肢神経ブロックと異なり，下肢手術の際には腰神経叢および仙骨神経叢の異なる神経の支配を受けることから，複数の神経ブロックを施行することとなり，結果として局所麻酔薬の必要量が多くなる。当然のことながら，局所麻酔薬中毒が生じにくい（安全域が広い）ものが望まれ，仮に生じたとしても症状が重篤でなく，治療が容易であることが望ましい[1)2)]。

　レボブピバカインを一般臨床試験で使用した印象で，その効果を分類するならば，"Super long acting local anesthetics"と言うべきで，これまでの報告と同様に，ロピバカインをしのぐ長時間の麻酔効果とそれに引き続く非常に長時間の鎮痛効果が期待できる[3)]。

　一般に，長時間作用性局所麻酔薬の問題点として効果発現に時間がかかることが挙げられる。レボブピバカインはリドカインやメピバカインと比較すると効果発現は遅いが，ロピバカインとの比較では，効果発現は有意に早い[3)]。

したがって，持続カテーテルを用いるほどではないが，長時間の鎮痛が必要な症例においては，レボブピバカインは麻酔科医にとって非常に強力な武器となるかもしれない。

(2) レボブピバカインの使用法

❶ 大腿神経ブロック

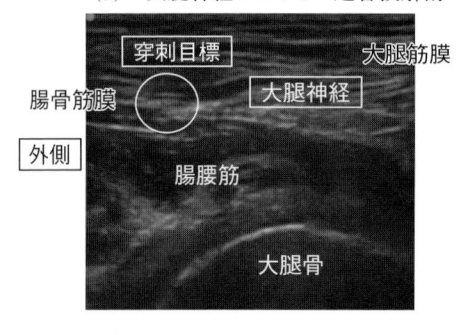

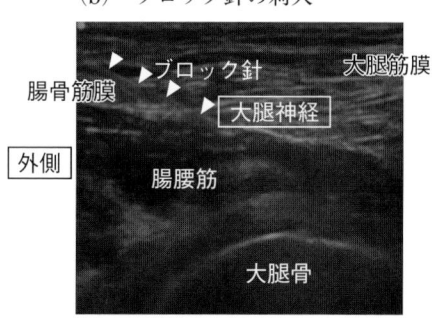

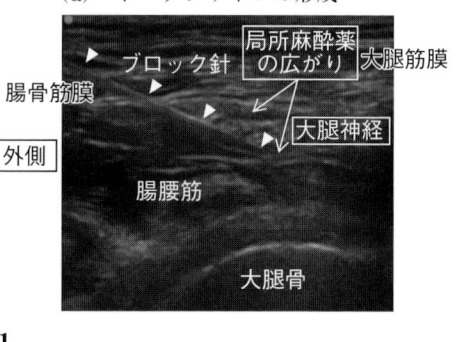

ⓐ 適応：大腿および膝関節の手術・処置の麻酔，術後鎮痛
ⓑ 使用機材：10 MHz 以上のリニアプローブ，60〜100 mm ブロック針
ⓒ レボブピバカインの濃度と使用量：0.375〜0.75％（麻酔）または 0.125〜0.25％（術後鎮痛），15〜25 ml
ⓓ 鎮痛効果持続時間[4]：0.25％　9〜14 時間，0.5％　14〜20 時間
ⓔ 手技：大腿神経は第2〜4腰神経よりなり，大腰筋内を通過し，大腰筋および腸骨筋よりなる腸腰筋とともに鼠径靭帯の下の筋裂孔を通過する。大腿動静脈と並走しこれらの外側を走行してはいるものの，動静脈が走行するのは血

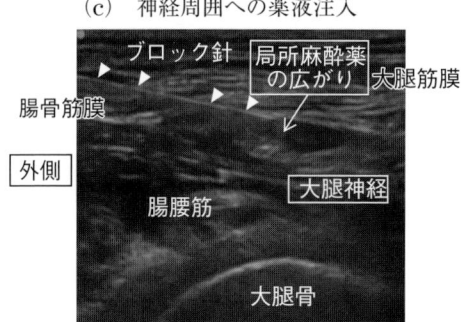

図1

管裂孔であり神経とは異なるコンパートメントであることに留意すべきである。

リニアプローブを鼠径溝（鼠径靱帯の1～2cm下の大腿基部の皺）直上に当て走査を行う．大腿神経は，大腿筋膜・腸骨筋膜といった2層の筋膜の直下に存在する腸腰筋の内側表面に密着する形で存在し，高エコー性の構造として確認される（図1-a）．穿刺を行う際の目標としては，大腿神経外縁の腸骨筋膜および腸腰筋との境界部（図1-b）が適している．平行法または交差法での穿刺が可能であるが，交差法を用いる際にはあらかじめクリップや鉗子先端をプローブと皮膚の間に滑り込ませ，得られる音響陰影からプローブのどの部位から穿刺すべきかを確認しておくとよい．

平行法での穿刺はプローブ外側より行い，針の穿刺角度が30°位までで前述の穿刺目標に到達できるよう，あらかじめ大腿神経が描出される画面上の位置を調整しておく．

神経外縁にブロック針先端を誘導したのち，まず少量の薬液を注入し，腸骨筋膜の下で神経を液性剝離するように広がることを確認することが重要である（図1-c）．

神経を周囲組織から剝がすようにして少量（3ml程度）ずつ分割注入を行い，神経全周を局所麻酔薬で取り囲むように（ドーナツサイン）する（図1-d）．

2 坐骨神経ブロック（傍仙骨アプローチ）

ⓐ 適応：下腿および足の手術・処置の麻酔，術後鎮痛（膝後面痛を含む）
ⓑ 使用機材：2～5MHzコンベックスプローブ，100mmブロック針
ⓒ レボブピバカインの濃度と使用量：0.375～0.75％（麻酔）または0.125～0.25％（術後鎮痛），10～20ml
ⓓ 鎮痛効果持続時間：0.5％　18～36時間（全アプローチ共通）
ⓔ 手技：坐骨神経は第4腰～第2仙骨神経の前枝よりなり，大坐骨孔を経て骨盤外へ出たのち梨状筋の下（梨状筋下孔）を通過する．この部位では坐骨神経といっしょに下殿動脈，後大腿皮神経，陰部神経が梨状筋下孔を通り，梨状筋の上（頭側）の梨状筋上孔を上殿神経・動脈が走行する．これらの解剖学的特徴をふまえて，梨状筋腹側に存在する坐骨神経の描出を行う．

患者を腹臥位とし，仙腸関節および大腿骨大転子と仙骨裂孔部をそれぞれ体表より確認する．仙腸関節上にコンベックスプローブを体軸に対して直角に当て，尾側へとスライドさせる．超音波画像上，仙腸関節部の骨性の高反射が認められるが，プローブが大坐骨孔にかかると，急に浅部の骨性構造は消失し，大殿筋および梨状筋の構造と，その腹側に坐骨神経が高エコー性の構造として描出される（図2-a）．坐骨神経以外に，梨状筋の上には上殿動脈が，坐骨神経のすぐ近傍（中心側）には下殿動脈が走行しているため，これらの走行をカラー

(a) 坐骨神経ブロック—傍仙骨アプローチの超音波解剖

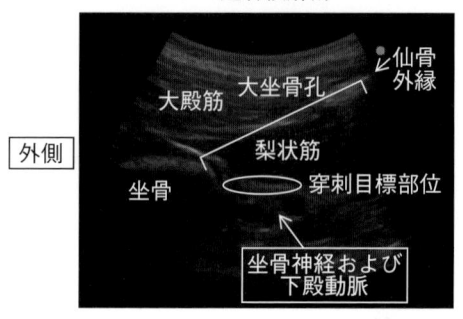

(b) カラードプラーによる坐骨神経周囲の血管の確認

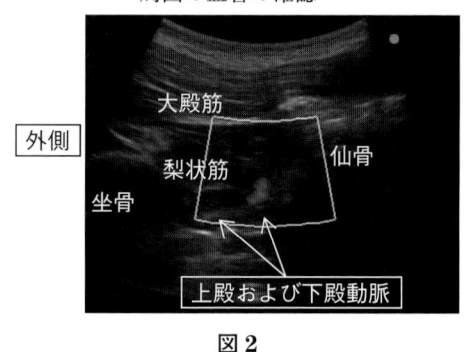

図2

ドプラーもしくはパワードプラーを用いて確認する(図2-b)。

　平行法で穿刺を行う際にはプローブ外側より刺入し，梨状筋腹側をブロック針先端の誘導目標とする。比較的深部のブロックとなるため，梨状筋や神経の描出が鮮明でない場合には，神経刺激装置の併用が有用である。血管の走行には十分注意をはらい，神経辺縁にブロック針先端を誘導したのち，まず少量の薬液を注入し，神経が周囲の結合組織から液性剥離するように広がることを確認することが重要である。

　神経を周囲組織から剥がすようにして少量(3 ml 程度)ずつ分割注入を行い，神経全周を局所麻酔薬で取り囲むように(ドーナツサイン)する。

3　坐骨神経ブロック(殿下部アプローチ)
ⓐ　適応：下腿および足の手術・処置の麻酔，術後鎮痛(膝後面痛を含む)
ⓑ　使用機材：2〜5 MHz コンベックスプローブ，100 mm ブロック針

(a) 坐骨神経ブロック—殿下部アプローチの超音波解剖

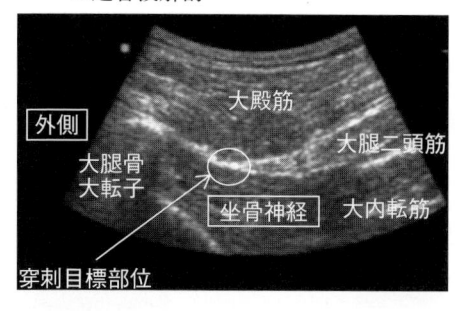

(b) 薬液の注入と広がり

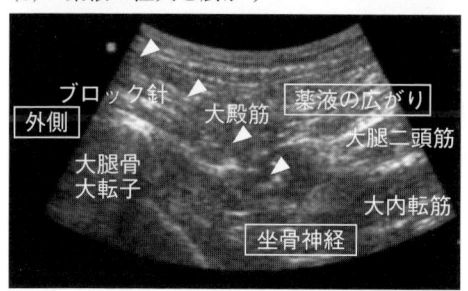

図3

ⓒ　レボブピバカインの濃度と使用量：0.375～0.75％（麻酔）または0.125～0.25％（術後鎮痛），20～25 ml

ⓓ　手技：坐骨神経は梨状筋の下を通過すると，後大腿皮神経と平行して走行し，大腿骨大転子と坐骨結節のおおむね中央付近で大殿筋のすぐ腹側を走行する。坐骨結節の内側には坐骨結節もしくはそこから起始する大腿二頭筋が確認できる。これらの解剖学的特徴をふまえて坐骨神経の描出を行う。

　患者をSim's positionとし，大腿骨大転子と坐骨結節をそれぞれ体表より確認し，これらを結ぶ線の中央部にコンベックスプローブを当てる。ここより約5 cm程度尾側にスライドさせ，大殿筋の腹側に坐骨神経が明瞭に描出できる場所を探す。坐骨神経は，三角形あるいは楕円形の高エコー性の構造として，大殿筋腹側で坐骨結節あるいは大腿二頭筋のすぐ外側に確認される（**図3**-a）。

　平行法で穿刺を行う際にはプローブ外側より刺入し，坐骨神経の外縁をブロック針先端の誘導目標とする。

　神経辺縁にブロック針先端を誘導したのち，まず少量の薬液を注入し，神経が周囲の結合組織から液性剥離するように広がることを確認することが重要である。

(a) 坐骨神経ブロック―膝窩アプローチの超音波解剖　　(b) 薬液の注入と広がり

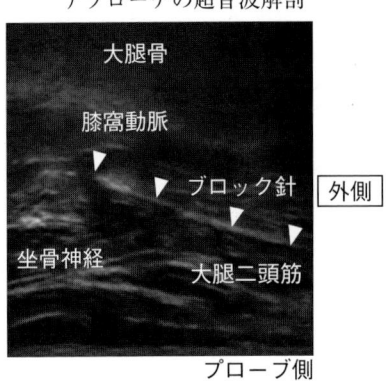

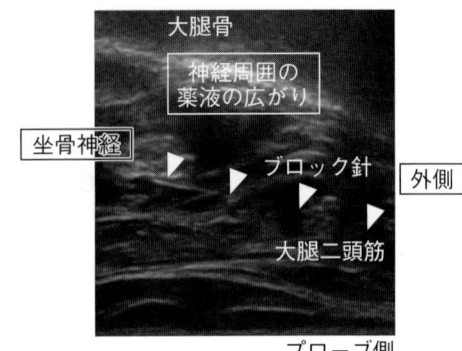

図4

　神経を周囲組織から剝がすようにして少量(3 ml 程度)ずつ分割注入を行い，神経全周を局所麻酔薬で取り囲むように(ドーナツサイン)する(図3-b)。

4 坐骨神経ブロック(膝窩アプローチ)

ⓐ　適応：下腿および足の手術・処置の麻酔，術後鎮痛
ⓑ　使用機材：10 MHz 以上のリニアプローブ，60〜100 mm ブロック針
ⓒ　レボブピバカインの濃度と使用量：0.375〜0.75％(麻酔)または0.125〜0.25％(術後鎮痛)，25〜30 ml
ⓓ　手技：坐骨神経は大腿後面を大腿二頭筋とともに下降し，膝窩部で総腓骨神経および脛骨神経へと分枝する。大腿骨よりプローブへ向かって膝窩動脈・膝窩静脈・坐骨神経の順にやや外側へ向かって縦に走行している。また，大腿二頭筋内縁のすぐ腹側に坐骨神経は走行しており，これらの解剖学的特徴をふまえて坐骨神経の描出を行う。膝窩部では坐骨神経は深部から皮下の浅層へと移行する途上であり，神経に対して垂直にプローブを当てる(やや尾側に超音波を照射するようにプローブを傾斜する)と神経が鮮明に描出される。
　リニアプローブを膝窩溝(膝屈曲時に生じる膝裏の皺)より5 cm 程度頭側にあて，走査を行う。坐骨神経は，高エコー性の構造として確認される。プローブを頭尾側にスライドさせ，坐骨神経の総腓骨神経および脛骨神経への分岐部を確認する。超音波ガイド下にブロックを実施する場合には，坐骨神経から分岐したのちの部位でブロック手技を行う方がブロック針の操作上，自由度が大きく実施しやすい。穿刺を行う際の目標としては，坐骨神経(総腓骨神経または脛骨神経)の腹側の接線方向が適している(図4-a)。
　平行法での穿刺はプローブ外側より行う。あらかじめ神経までのおおよその

深さを計測しておき，プローブに対して平行にブロック針を穿刺すると針の描出は極めて良好となる．

神経辺縁にブロック針先端を誘導したのち，まず少量の薬液を注入し，神経が周囲の結合組織から液性剥離するように広がることを確認することが重要である．

神経を周囲組織から剥がすようにして少量(3 ml 程度)ずつ分割注入を行い，神経全周を局所麻酔薬で取り囲むように(ドーナツサイン)する(図 4-b)．

5 持続法(術後鎮痛・ペインクリニック)

ⓐ 適応：下肢手術の術後鎮痛や虚血性壊死に伴う疼痛の術前コントロールなど

ⓑ 使用機材：10 MHz 以上のリニアプローブまたは 2～5 MHz コンベックスプローブ，60～100 mm ブロック針，硬膜外カテーテルセット，持続注入用ポンプ(PCA 機能付き推奨)

ⓒ レボブピバカインの濃度と使用量：0.125～0.25%[5)6)]，持続注入 4～10 ml/hr，追加注入 4～8 ml/回，追加休止時間 30～60 分

ⓓ 手技：持続神経ブロックを施行する際に重要なこととして，①十分な神経周囲の液性剥離，②カテーテルの走行の確認が挙げられる．各神経の超音波診断装置を用いた描出については，対応する神経ブロックを参照いただきたい．持続ブロックを行う際に，神経周囲の液性剥離を行う場合，平行法での穿刺および薬液注入の方が実施しやすい．

結果的には，カテーテル挿入時は交差法を用いることになるため(図 5-a)，2 回の針の刺入を必要とすることになるが，剥離は平行法，カテーテル挿入は交差法と 2 段階の手技でする方が，技術習得は容易で効果も確実であると考える．

カテーテル挿入時には，神経の長軸方向に Touhy 針を刺入する方が，カテーテルを神経近傍に留置しやすい．すなわち，目的の神経を短軸像で描出して交差法を用いるか，長軸像で描出して平行法を用いるかのいずれかである．いずれの方法で行うにせよ，あらかじめ神経周囲の液性剥離を実施する際に，神経の前面(Touhy 針を刺入する際の神経の手前の層)に十分な薬液注入を行い，カテーテルの挿入を行う層を明確化しておくことが重要である．

目的の層に Touhy 針を刺入したら，薬液の追加注入を行って，層が注入に伴って拡大することを確認する(図 5-b)．その後に，Touhy 針を通じてカテーテルを挿入する．

カテーテルが神経近傍に正しく留置されていることは，カテーテルを通じた薬液注入によって神経周囲の薬液層が拡大することを確認するか，直接，神経

(a) 交差法での持続大腿神経ブロックの手技の実際

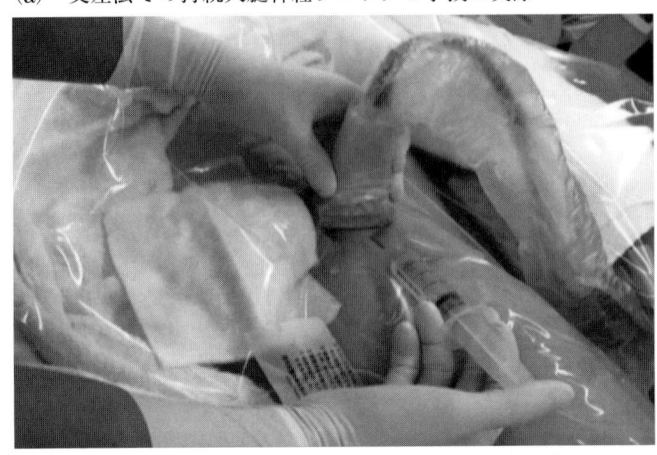

プローブカバーを装着したリニアプローブで走査を行い，18G Touhy 針を用いて大腿神経外縁へ針先を誘導している。

(b) 交差法での持続大腿神経ブロックの際のブロック針先端の確認

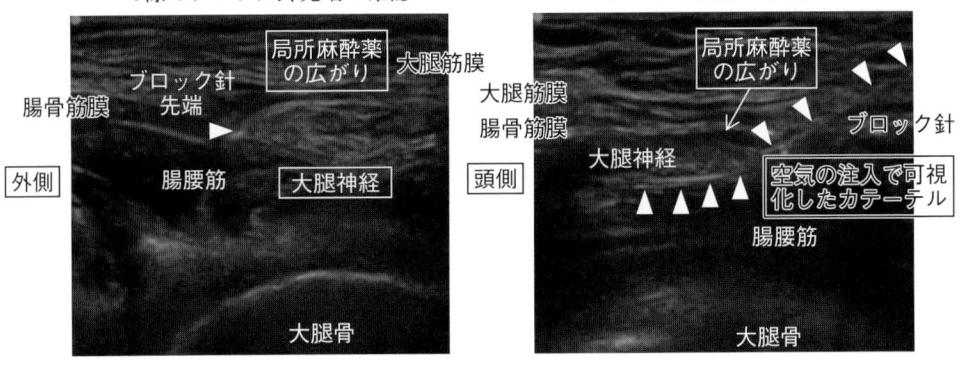

(c) 大腿神経長軸像でのブロック針・カテーテル走行の確認

図 5

　長軸像で，針およびカテーテルを長軸方向に超音波画像上描出させることで確認可能である。カテーテルが上手に描出できないときには，薬液と空気を混合したものをカテーテルより注入すると，空気が強反射を生じて高輝度に表示されることから，カテーテルが輝いて見える。また，空気の入った層は同様に乱反射を生じて高エコー性に光るので，一度試みてよい確認法である（図 5-c）。

　挿入したカテーテルは，患者の体動などで自然抜去することのないようフィルムドレッシング材やテープを用いて確実に固定を行う。刺入部の薬液漏れや，固定を強固にする目的で，皮下トンネルの作製や，糸による固定，シアノアク

表　下肢手術の部位と必要とされる末梢神経ブロックの組合せ

手術部位	必要な末梢神経ブロック	術後鎮痛(持続法)	補足
股関節・大腿骨頸部	腰神経叢ブロック ＋坐骨神経ブロック （傍仙骨アプローチ）	持続腰神経叢ブロック	通常は全身麻酔または脊髄くも膜下麻酔を併用
人工膝関節置換術 前十字靱帯再建術	大腿神経ブロック ＋閉鎖神経ブロック ＋外側大腿皮神経ブロック （または腰神経叢ブロック） ＋坐骨神経ブロック	持続大腿神経ブロック （または持続腰神経叢ブロック）	通常は全身麻酔または脊髄くも膜下麻酔を併用
膝関節鏡視下手術 （半月板手術・滑膜切除・関節形成術など）	大腿神経ブロック （膝蓋下枝ブロックでも可） ＋坐骨神経ブロック （殿下部アプローチまたは前方アプローチ）	通常必要ない （単回投与で十分な鎮痛時間が得られる）	
下腿・足関節	坐骨神経ブロック （膝窩アプローチまたは殿下部・前方アプローチ） ＋伏在神経ブロック （または大腿神経ブロック）	持続坐骨神経ブロック （膝窩アプローチ）	大腿部ターニケット使用時には必要に応じて鎮痛・鎮静薬を併用する
足趾	坐骨神経ブロック （膝窩アプローチ） （＋伏在神経ブロック）	持続坐骨神経ブロック （膝窩アプローチ）	

リルレートなどの接着剤を用いた固定などが紹介されている。

(3) 下肢手術に用いる各種下肢神経ブロックの組合せとレボブピバカインの使用量[7]

　表に，各種下肢手術に用いる神経ブロックの組合せについて示す。膝以下の手術に関しては，下肢伝達麻酔のみでも手術可能であると思われるが，股関節手術においては，頸部骨折に対する観血的骨接合術を除いては，麻酔目的というよりは術後鎮痛目的と考えた方がよいと思われる[8]。

　術後24時間を超えて持続的な鎮痛が必要な場合には，持続法を用いる必要がある[9]が，24時間までの鎮痛で問題ない手術であれば，レボブピバカインを用いた下肢神経ブロックは長時間の鎮痛効果が期待できることから単回法のみでも十分に対応可能である。むしろ，血流障害を有する患者への坐骨神経ブロックなど

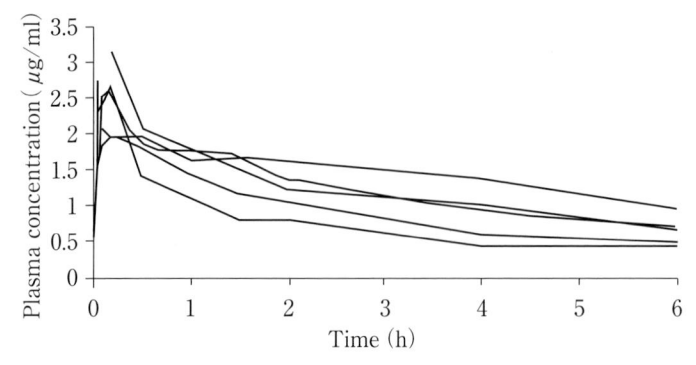

図6 血清レボブピバカイン濃度の経時的変化

0.5％レボブピバカインを合計50 ml用いて,腰神経叢ブロックと坐骨神経ブロックを実施した際の,血清レボブピバカイン濃度の経時的変化。本症例では,臨床的に局所麻酔薬中毒症状は認めなかった。

[Altermatt F, Cortinez LI, Munoz H. Plasma levels of levobupivacaine after combined posterior lumbar plexus and sciatic nerve blocks. Anesth Analg 2006；102：1597より引用]

の際には,踵部の除圧などに留意し,長時間の局所圧迫などによる潰瘍形成などを生じないよう注意する必要がある。

　下肢手術における麻酔や術後鎮痛目的の下肢神経ブロックの際には,複数のブロックを組み合わせることから,大腰筋溝ブロックや坐骨神経ブロック膝窩アプローチのように比較的大容量を用いるブロックを組み合わせる場合には極量への配慮が非常に重要である。Altermattら[10]の報告によれば,臨床的には中毒症状は発現しなかったものの,0.5％レボブピバカイン50 mlを用いた大腰筋溝ブロックと坐骨神経ブロックの併用で中毒症状が出現しうる血中濃度に達した。大腰筋溝ブロックのような筋コンパートメント内へのレボブピバカインの投与時には5～10分で血清濃度はピークとなる(**図6**)。これらの結果をふまえ,大腰筋溝ブロックを用いる場合には比較的早期の患者の観察が必要と思われる。

おわりに

　強力で長時間にわたる麻酔・鎮痛効果が得られたブピバカインによる伝達麻酔は,重篤な局所麻酔薬中毒の可能性から敬遠されがちとなってしまったが,レボブピバカインの登場によって,ブピバカインと同等もしくはそれをしのぐ効果がより安全に使用可能となる日が近づいている[4]。"Super long acting local anesthetics"としてのレボブピバカインを伝達麻酔の際の選択肢として使用すること

で，下肢手術の際のより充実した麻酔・鎮痛が提供可能になると思われる。

文　献

1) Kopacz DJ, Allen HW. Accidental intravenous levobupivacaine. Anesth Analg 1999；89：1027-9.
2) Breslin DS, Martin G, Macleod DB, et al. Central nervous system toxicity following the administration of levobupivacaine for lumbar plexus block：A report of two cases. Reg Anesth Pain Med 2003；28：144-7.
3) Casati A, Vinciguerra F, Santorsola R, et al. Sciatic nerve block with 0.5% levobupivacaine, 0.75% levobupivacaine or 0.75% ropivacaine：a double-blind, randomized comparison. Eur J Anaesthesiol 2005；22：452-6.
4) Urbanek B, Duma A, Kimberger O, et al. Onset time, quality of blockade, and duration of three-in-one blocks with levobupivacaine and bupivacaine. Anesth Analg 2003；97：888-92.
5) Rodriguez J, Taboada M, Carceller J, et al. Stimulating popliteal catheters for postoperative analgesia after hallux valgus repair. Anesth Analg 2006；102：258-62.
6) Casati A, Vinciguerra F, Cappelleri G, et al. Levobupivacaine 0.2% or 0.125% for continuous sciatic nerve block：a prospective, randomized, double-blind comparison with 0.2% ropivacaine. Anesth Analg 2004；99：919-23, table of contents.
7) 中本達夫．下肢手術に必要な神経ブロック．LiSA 2007；14：1102-7.
8) de Leeuw MA, Dertinger JA, Hulshoff L, et al. The efficacy of levobupivacaine, ropivacaine, and bupivacaine for combined psoas compartment-sciatic nerve block in patients undergoing total hip arthroplasty. Pain Pract 2008；8：241-7.
9) Watson MW, Mitra D, McLintock TC, et al. Continuous versus single-injection lumbar plexus blocks：comparison of the effects on morphine use and early recovery after total knee arthroplasty. Reg Anesth Pain Med 2005；30：541-7.
10) Altermatt F, Cortinez LI, Munoz H. Plasma levels of levobupivacaine after combined posterior lumbar plexus and sciatic nerve blocks. Anesth Analg 2006；102：1597.

（中本　達夫）

第4章 レボブピバカインの産科麻酔への応用

はじめに

　長い間，産科麻酔においてはブピバカインが用いられてきた。それは運動神経遮断効果と比べて痛覚神経遮断効果が優れており，胎盤通過性も低く安全であるからである。しかし，近年，中枢神経や心毒性のより低いレボブピバカインが開発され，従来用いてきたブピバカインとの比較研究が行われてきた。本章では，それらの歴史をたどりながらレボブピバカインの産科麻酔における臨床での使用法，および将来に向けた可能性について議論したい。

（1）無痛分娩におけるレボブピバカイン

　長い間，無痛分娩に対して用いられてきた局所麻酔薬はブピバカインである。それはブピバカインが，それまでの局所麻酔薬（わが国においてはリドカインやメピバカイン）より運動神経遮断効果と比べて痛覚神経遮断効果が優れており，そのことが分娩進行を妨げずに良好な鎮痛を行うため有利であるからである。しかしながら高濃度を用いれば，当然，運動神経遮断効果は無視できなくなり，また意図せず血管内に誤注された場合にはブピバカインによる治療抵抗性の心毒性が問題となっていた。

　これに対してブピバカインより毒性の少ないロピバカインやレボブピバカインが開発されたことは一般手術に際してのみならず，無痛分娩を施行する麻酔科医にとって望ましいことである。したがって，これらの新しい局所麻酔薬発売後とブピバカインとの比較研究が多く行われた結果，レボブピバカインはロピバカイン同様に，ブピバカインと比較してスムーズな分娩経過と低い器械分娩率が期待された。新生児の予後に関しても良好であった。

　その後の研究では，分娩様式，下肢の運動神経遮断の程度，母体の満足度，新生児予後に関しての検討が続いた。しかしながら現在，区域麻酔下での無痛分娩では以前と違い，運動神経遮断を最小限にする試みからオピオイドを併用することが通常化しており，そのような状況では局所麻酔薬の心毒性の問題は以前ほど大きな問題でなくなってきている。すなわち，使用法が変遷するとともに結果も

少しずつ異なってきているので，次項ではそれらを紹介する。

🚹 硬膜外鎮痛

　局所麻酔薬の力価を調べる方法として最小局所麻酔薬濃度(minimum local anesthetic concentration：MLAC)と，臨床上の鎮痛効果を調べる方法の2つがある。前者は，最初の被験者(妊婦)に分娩初期に決められた麻酔薬濃度の局所麻酔薬が投与され，1回の投与量で良好な鎮痛(または運動神経遮断)が得られるかどうかで次の被験者の濃度が決定され，規定された人数で鎮痛(または運動神経遮断)の可否を調べ，50％の妊婦が良好な鎮痛(または運動神経遮断)が得られる濃度を算出する方法である。一人につき一濃度しか研究されないという欠点がある。

　この方法で，無痛分娩を受ける妊婦に20 mlの局所麻酔薬を硬膜外投与したときの痛覚遮断に関してのMLACを調べた研究は3つある。レボブピバカインをブピバカインと比較した研究では，ブピバカインが0.081％に対してレボブピバカインが0.083％であった[1]。これに対して，レボブピバカインをロピバカインと比較した2つの研究では，ロピバカインが0.092％に対してレボブピバカインが0.077％[2]，あるいは，ロピバカインが0.089％に対してレボブピバカインが0.087％であった[3]。したがってMLACに関しては，ロピバカイン＞レボブピバカイン＞ブピバカインの順となる(図1)。しかし，局所麻酔薬にオピオイドを添

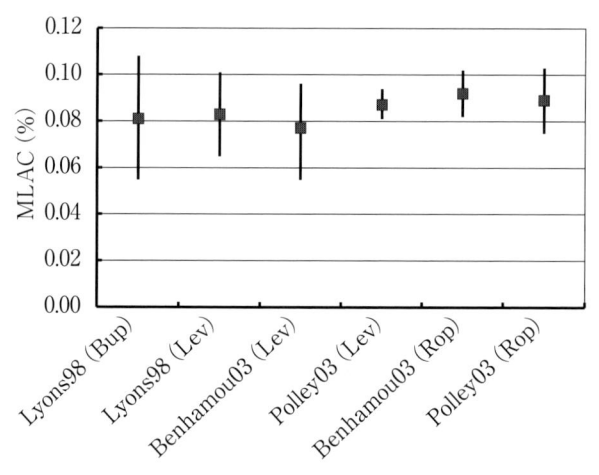

図1　ブピバカイン，レボブピバカイン，ロピバカインの硬膜外鎮痛による無痛分娩に必要な最小局所麻酔薬濃度(％MLAC)

　平均と95％信頼区間を表示。X軸は研究者，発表年，局所麻酔薬の種類を表示。
　　Bup：Bupivacaine，Lev：Levobupivacaine，Rop：Ropivacaine

加するとMLACは半分以下に低下する．スフェンタニル0.5 μg/mlを添加した局所麻酔溶液(20 ml)を用いると，ロピバカインが0.023％，レボブピバカインが0.020％であった[4]．フェンタニルを2または3 μg/ml添加した局所麻酔溶液の場合には，レボブピバカインのMLACは0.047％，0.050％であった[5]．

運動神経遮断に関してのMLACはおおよそブピバカインが0.26～0.27％，ロピバカインが0.34％，レボブピバカインが0.30～0.31％である(図2[6])[7]．

これに対して個々の妊婦にある局所麻酔薬を投与して分娩経過中の局所麻酔薬の作用効果，分娩経過，母児の分娩予後などを調べる方法が後者である．単回投与の鎮痛効果に関して，0.0625％ブピバカイン，0.0625％レボブピバカイン，0.1％ロピバカイン(いずれもスフェンタニル併用)を比較すると，後2薬で作用の延長がみられた(89分：114分および119分)[8]．この濃度で用いた場合の作用発現は約20分である．約倍の濃度，すなわち0.125％のブピバカインまたはレボブピバカイン，あるいは0.2％ロピバカインのそれぞれにフェンタニル2 μg/mlを添加した溶液を基本的に12 ml/hrで持続投与することで無痛分娩を行ったところ，鎮痛効果，運動神経遮断効果に有意な差がみられなかったが，分娩第二期時間はブピバカインで有意に短い(平均でブピバカインが81分，ロピバカインが122分，

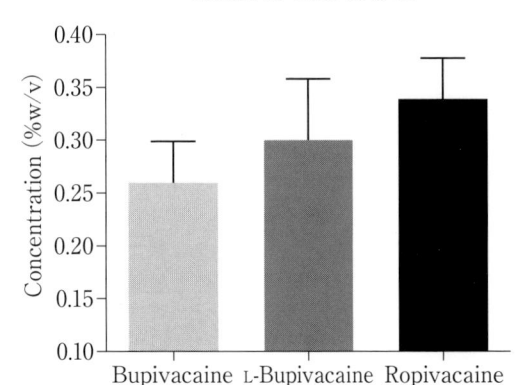

図2 ブピバカイン，レボブピバカイン，ロピバカインの運動神経遮断に必要な最小局所麻酔薬濃度(％MMLAC)

平均と95％信頼区間を表示．L-Bupivacaine：Levobupivacaine

[Lacassie HJ, Habib AS, Lacassie HP, et al. Motor blocking minimum local anesthetic concentrations of bupivacaine, levobupivacaine, and ropivacaine in labor. Reg Anesth Pain Med 2007；32：323-9 より引用]

レボブピバカインが 116 分）という結果が得られている[9]。しかし，レボブピバカインとブピバカインを同濃度の溶液を用いて基本的に 8 ml/hr で持続投与して無痛分娩を行ったところ，痛みスコアはレボブピバカインで高いものの運動神経遮断はブピバカインより低いという結果が得られている[10]。この研究では，有意差はないもののレボブピバカイン群ではブピバカイン群より硬膜外鎮痛時間が短いが，使用局所麻酔薬用量は変わらない。これらの結果から，この研究設定ではレボブピバカイン群ではレスキューがより必要であった可能性がある。以上のことから，レボブピバカインとブピバカインはほぼ同力価とされているが，臨床的には若干レボブピバカインの方が力価が低い可能性もある。

分娩経過や児の予後に関して行った研究もある。0.0625％の局所麻酔薬にフェンタニル $2 \mu g/ml$ を添加した溶液で無痛分娩を行ったところ，単位時間あたりの局所麻酔薬の使用量，分娩第一期および第二期時間に有意な差がみられなかった[11]。

2 脊髄くも膜下硬膜外併用鎮痛（combined spinal-epidural analgesia：CSEA）法

CSEA における鎮痛確立時の脊髄くも膜下麻酔で用いる局所麻酔薬の鎮痛に対する ED_{95} を求めた研究では，ブピバカインでは3.3 mg，ロピバカインでは4.8 mg，レボブピバカインでは5.0 mg であった[12]。有効用量（中央値）を求めると，ロピバカインでは1.4 mg であったのに対してレボブピバカインでは1.1 mg であった[13]。MLAC を求めた研究では，ブピバカインでは2.4 mg，ロピバカインでは3.6 mg，レボブピバカインでは2.9 mg であった（図3）[14]。3つの局所麻酔薬を脊髄くも膜下腔へ同用量（2.5 mg）用いた場合の持続時間はブピバカインが 76 分，ロピバカインが 52 分，レボブピバカインが 53 分であった[15]。この研究では，運動神経遮断を起こした妊婦はブピバカイン群で有意に多かった。ほぼ同じ用量の0.125％ブピバカインと0.125％レボブピバカインをスフェンタニルおよびエピネフリンと併用して用いる（2 ml 溶液）と，作用発現（4〜5分）も持続時間（94〜95分）も同様（ただし作用の延長がみられる）となり，運動神経遮断に関してはブピバカイン群の方が強いという結果が得られている[16]。

3 自己調節硬膜外鎮痛（patient-controlled epidural analgesia：PCEA）法

0.1％のロピバカインまたはレボブピバカインにフェンタニル $2 \mu g/ml$ を添加した溶液で PCEA による無痛分娩を行ったところ，作用発現時間，鎮痛効果持続時間，鎮痛の程度，局所麻酔薬使用量，母体の満足度，分娩様式，新生児予後に有意な差がみられなかった[17]。

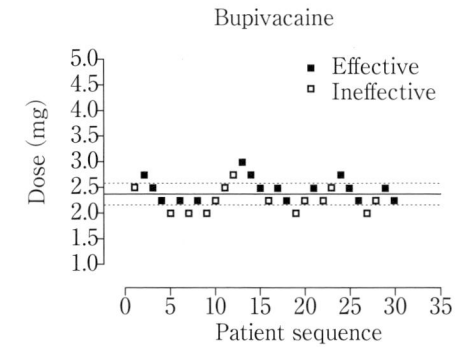

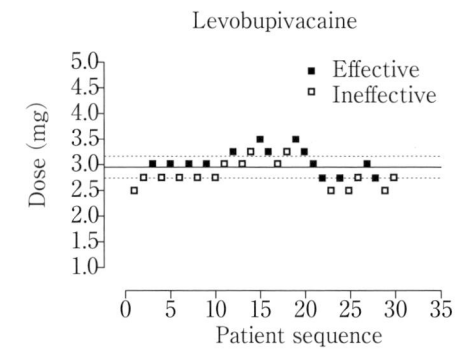

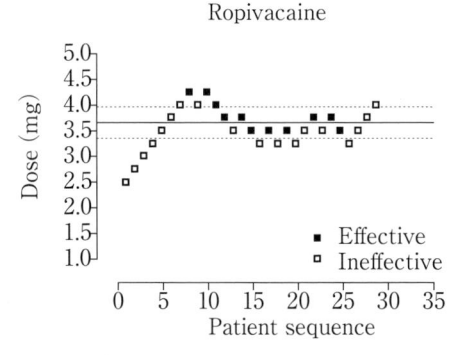

図3 ブピバカイン，レボブピバカイン，ロピバカインの脊髄くも膜下鎮痛による無痛分娩に必要な最小局所麻酔薬濃度〔MLAC(mg)〕
■が有効鎮痛，□が無効鎮痛を示し，その結果で次の被験者の濃度を設定
〔Camorcia M, Capogna G, Columb MO. Minimum local analgesic doses of ropivacaine, levobupivacaine, and bupivacaine for intrathecal labor analgesia. Anesthesiology 2005；102：646-50 より引用〕

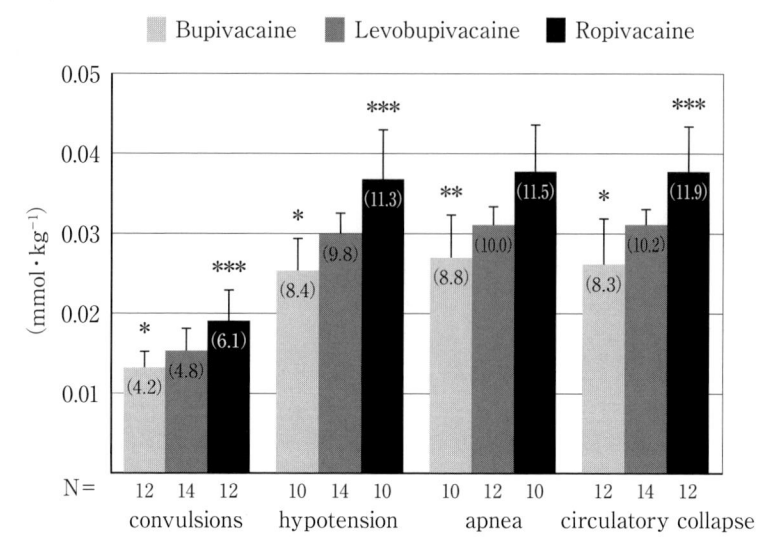

図4 妊娠ヒツジにおいてブピバカイン，レボブピバカイン，ロピバカインの血中濃度上昇に伴う中毒症状の発現濃度

Nは実験頭数，括弧内の数字は投与した局所麻酔薬のおおよそのmg/kg量。
＊：レボブピバカインとロピバカインより有意に低値，＊＊：ロピバカインより有意に低値，＊＊＊：ブピバカインとレボブピバカインより有意に高値。

[Santos AC, DeArmas PI. Systemic toxicity of levobupivacaine, bupivacaine, and ropivacaine during continuous intravenous infusion to nonpregnant and pregnant ewes. Anesthesiology 2001；95：1256-64 より引用]

4 薬物の安全性

局所麻酔薬の血中濃度が上昇するに従って，一般的には痙攣，循環虚脱（低血圧），無呼吸，心停止といった中枢神経毒性，心毒性を示す。動物実験において，レボブピバカインはロピバカイン同様にブピバカインと比較してこれらの域値が高い（図4）[18]。このこと自体は，無痛分娩で使用されるブピバカイン，レボブピバカイン，ロピバカインの3つの局所麻酔薬の中では，レボブピバカイン，ロピバカインの方がブピバカインよりも大量に血管内の濃度が上昇したときの安全性が高いことになる。さらに，これらブピバカイン，レボブピバカイン，ロピバカインでは中枢神経毒性と心毒性の比が，リドカインと比較して低いため，痙攣が起きてから早期に循環虚脱が起こりやすく，また一度起こった心毒性はこれらの局所麻酔薬の中ではブピバカインが最も治療抵抗性である。そこで，産科麻酔では，ブピバカインよりもレボブピバカイン，ロピバカインを優先して使用すべきとの考えも間違いではない。

しかしながら，実際に使用する局所麻酔薬の濃度は前述のように極めて低濃度

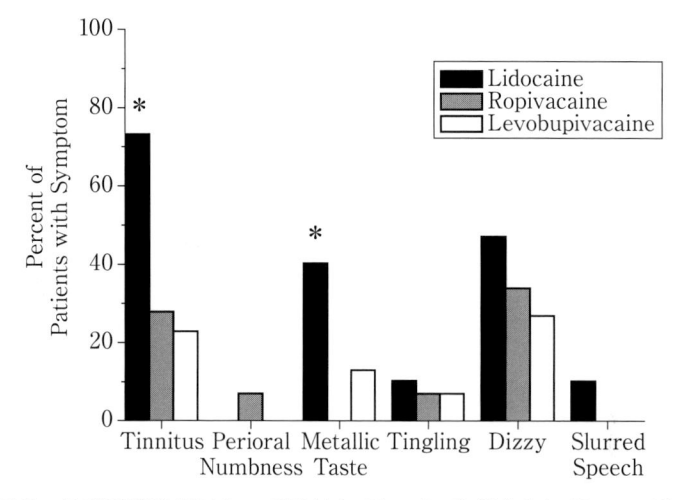

図5 予定手術患者においてリドカイン，レボブピバカイン，ロピバカインを静脈内投与した場合の中枢神経症状の発現頻度

＊：リドカインにおいて他群と有意差あり（$P<0.05$）

[Owen MD, Gautier P, Hood DD. Can ropivacaine and levobupibacaine be used as test doses during regional anesthesia? Anesthesiology 2004；100：922-5より引用]

であることが，臨床上の安全性の差としてそれほど大きく出ないことも指摘されている。レボブピバカインまたはロピバカインを 25 mg 静脈内投与して，その中枢神経症状の発現を観察した研究では，対象患者の約半数にしか中枢神経症状がみられなかった（**図5**）[19]。ということは 0.1% のレボブピバカインまたはロピバカインを使用しても 25 ml が単回投与されなければ血管内に投与されても半数以上が見逃されてしまう，あるいは長時間経ってやっと中毒症状が発現するという危険性もある。無痛分娩を行うような臨床の場においては，麻酔科医が妊婦のベッドサイドに常に付き添っているわけではないので，血管内の誤注は無痛分娩のための鎮痛を開始した早期に発見された方が，迅速に対応ができうるという見方もある。

したがって実際の使用に際しては個々の担当麻酔科医が各施設の臨床上の管理状況をふまえて適切な局所麻酔薬の選択を考えるべきである。

5 無痛分娩における経済的検討

通常はブピバカインやレボブピバカインであれば 0.0625～0.25%，ロピバカインでは 0.08～0.375% 程度の溶液を使用するが，フェンタニルを $2\mu g/ml$ 併用した場合の一般的な使用濃度としてブピバカインまたはレボブピバカインの

0.0625％，ロピバカインの0.1％を1時間あたり10 ml使用して無痛分娩を行うと仮定する．このとき，ブピバカインでは0.25％/20 mlバイアル（312円），レボブピバカインおよびロピバカインでは，0.25％または0.2％/100 mlのバッグ（それぞれ1718円，1636円）を使用すると仮定すると，この設定の場合の1時間あたりの局所麻酔薬の薬価は，ブピバカインでは39円，レボブピバカインでは43円，ロピバカインでは82円と差がある．しかし，もともとの単価がほかの薬物と比較して安価であるので，無痛分娩における局所麻酔薬の薬価に及ぼす影響はそれほど大きくないと予想される．

（2）帝王切開におけるレボブピバカイン

帝王切開の麻酔は大きく分けて脊髄くも膜下麻酔，硬膜外麻酔である．

■ 脊髄くも膜下麻酔

帝王切開を脊髄くも膜下麻酔で行うときのレボブピバカインの最小局所麻酔薬必要量を求めると10.6 mgであった（対照としてのロピバカインは14.2 mg）[20]．一方，これに対して運動神経遮断が生じる局所麻酔薬用量（ED_{50}）を求めると，ブピバカイン3.4 mgに対して，レボブピバカインでは4.8 mgと多くの用量を必

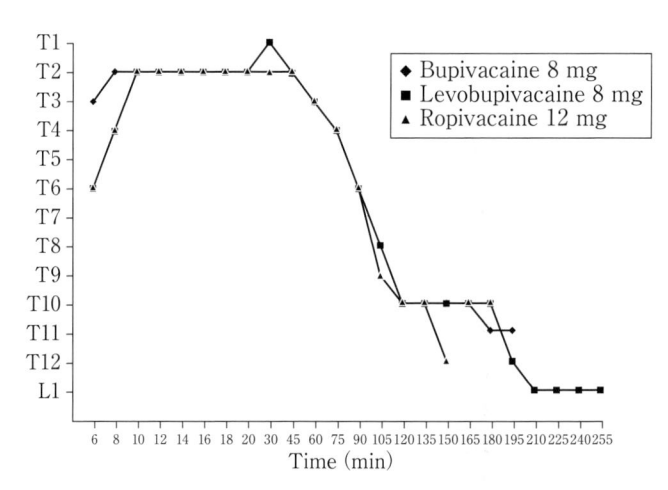

図6 ブピバカイン，レボブピバカイン，ロピバカインの脊髄くも膜下腔投与後の痛覚神経遮断域（ピンプリック法）の変化

［Gautier P, De Kock M, Huberty L , et al. Comparison of the effects of intrathecal ropivacaine, levobupivacaine, and bupivacaine for Caesarean section. Br J Anaesth 2003；91：684-9より引用］

要とした[21]。ほかの研究でもレボブピバカインは同様の結果を得ているが，これから推測される ED_{95} は 5.9 mg であった[22]。レボブピバカイン 10 mg の鎮痛持続時間はブピバカイン 10 mg と同様である[23]が，このように同用量のレボブピバカインまたはブピバカインを脊髄くも膜下腔に投与した場合，ブピバカインの方が強い運動神経遮断を示す妊婦の割合が多かった[23,24]。スフェンタニル 2.5 μg を加えて局所麻酔薬用量を 8 mg とした場合，レボブピバカインとブピバカイン

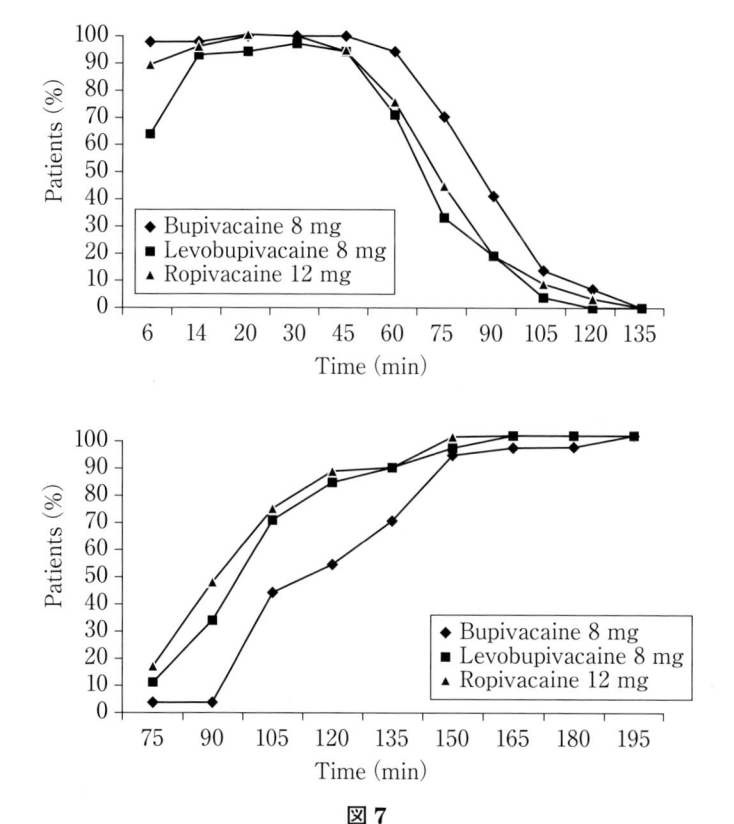

図 7

(上図)ブピバカイン，レボブピバカイン，ロピバカインの脊髄くも膜下腔投与後の運動神経遮断域(6 段階 **Bromage** スコアで 1 または 2，すなわち完全遮断，ほぼ完全遮断)の割合の変化

(下図)ブピバカイン，レボブピバカイン，ロピバカインの脊髄くも膜下腔投与後の運動神経遮断域回復(6 段階 **Bromage** スコアで 5 または 6，すなわち完全回復，ほぼ完全回復)の割合の変化

[Gautier P, De Kock M, Huberty L, et al. Comparison of the effects of intrathecal ropivacaine, levobupivacaine, and bupivacaine for Caesarean section. Br J Anaesth 2003；91：684-9 より引用]

とでは痛覚遮断域は同様に推移したが(図6)[25]，レボブピバカインよりブピバカインの方が良好な術中鎮痛を得られたとの研究結果もある。この研究では運動神経遮断効果はブピバカインの方が遷延した(図7)[25]。

これらから，レボブピバカインまたはブピバカインいずれを用いても帝王切開を脊髄くも膜下麻酔で行うことは十分可能である。運動神経遮断の程度は研究により一定の傾向はみられないが，手術の進行や，児の予後に関して問題となるような結果はみられていない。また脊髄くも膜下麻酔では，もともと使用薬の用量が硬膜外麻酔と比較して極めて少ないので，局所麻酔薬の神経および心循環系の毒性は問題とならない。

わが国では，これらのブピバカイン，レボブピバカイン，ロピバカインの局所麻酔薬のうち脊髄くも膜下麻酔で使用できるのはブピバカインのみであるが，上記の研究結果から考え，新たに脊髄くも膜下麻酔用にレボブピバカイン，ロピバカインを開発，製造するメリットはなさそうである。

2 硬膜外麻酔

帝王切開術ではブピバカイン，レボブピバカインともに0.5％がしばしば用いられるが，25 ml を用いた研究では，手術に必要な麻酔域が出るまでの時間(作

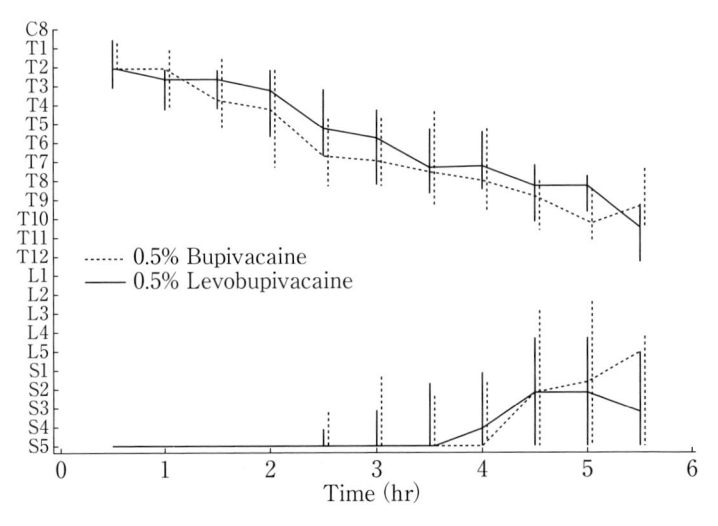

図8 ブピバカインまたはレボブピバカイン **25 ml** を硬膜外投与した後の痛覚遮断域の時間的変化

[Faccenda KA, Simpson AM, Henderson DJ, et al. A comparison of levobupivacaine 0.5% and racemic bupivacaine 0.5% for extradural anesthesia for Caesarean section. Reg Anesth Pain Med 2003；28：394-400 より引用]

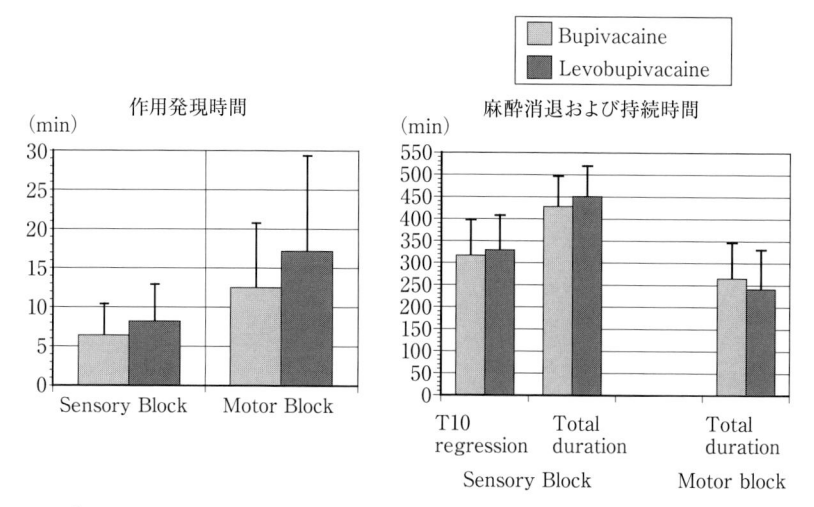

図9 ブピバカインまたはレボブピバカイン 30 ml を硬膜外投与した後の痛覚および運動神経遮断域の時間的変化.

[Bader AM, Tsen LC, Camann WR, et al. Clinical effects and maternal and fetal plasma concentrations of 0.5% epidural levobupivacaine versus bupivacaine for cesarean delivery. Anesthesiology 1999；90：1596-601 より改変引用]

用発現時間)，痛覚遮断域の経時的変化(**図8**)[26]，運動神経遮断の程度，作用持続時間，鎮痛の程度，産婦人科医により主観的に評価した筋弛緩の程度，出生児のアプガースコア，母児の血液ガス値などに両者差がみられない[26)27)]。おおむね，8～10分程度で効果が発現し，完全消失まで475分程度の持続時間である。運動神経遮断は3時間程度であるが，レボブピバカインを用いた場合，若干運動神経遮断が延長する可能性がある[26]。これに対して，両者30 ml を用いた研究でもそれほど大差はみられないが(**図9**)[28]，運動神経遮断の程度の差はない一方で低血圧の頻度がブピバカインの方が多かった[28]。この点，母体に関しては，レボブピバカインの方が使いやすい。

母体血に対する臍帯静脈血の局所麻酔薬濃度は2つの研究で測定されているが，局所麻酔薬を25 ml 用いた研究では，レボブピバカイン 0.25 に対して，ブピバカイン 0.27 と後者の方が高いが[26]，30 ml を用いた研究では，レボブピバカイン 0.30 に対して，ブピバカイン 0.25 と後者の方が低い。投与後の母体血中濃度の時間的変化にはレボブピバカインとブピバカインで差はみられなかった(**図10**)[28]。これらの局所麻酔薬の胎盤通過性に関して動物実験も行われた。帝王切開の臨床血中濃度になるように局所麻酔薬を持続静脈内投与を行い，子宮胎盤血流とともに母児の血中濃度および胎児組織の局所麻酔薬濃度を測定したが3

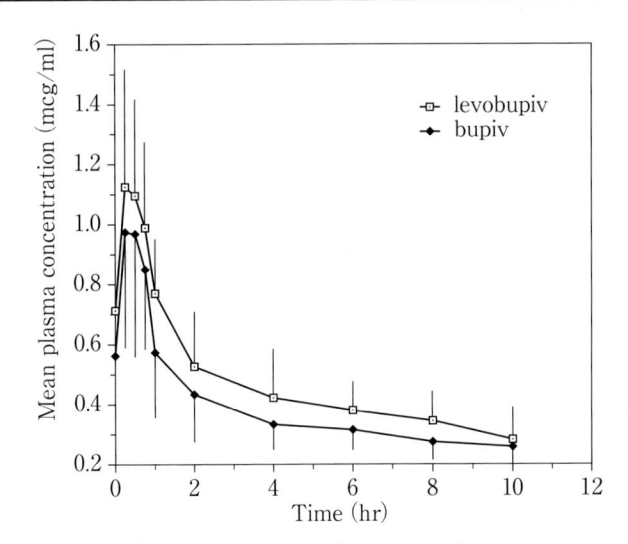

図10 レボブピバカインまたはブピバカイン投与後の母体血中濃度の時間的変化

[Bader AM, Tsen LC, Camann WR, et al. Clinical effects and maternal and fetal plasma concentrations of 0.5% epidural levobupivacaine versus bupivacaine for cesarean delivery. Anesthesiology 1999；90：1596-601 より引用]

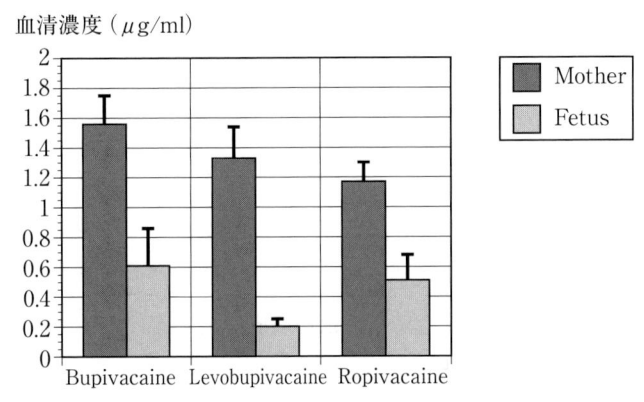

図11 ブピバカイン，レボブピバカインまたはロピバカイン静脈内投与後の母獣および仔の局所麻酔薬血清濃度の比較

[Santos AC. Thhe effects of levobupivacaine, bupivacaine and ropivacaine on uterine blood flow. Reg Anesth Pain Med 1998；23：S45 より改変引用]

薬いずれも同様の傾向を示し，3薬で有意差はみられなかった(**図11**)[29]。

また無痛分娩を行っている妊婦が，緊急帝王切開が必要となった場合にすでに留置された硬膜外カテーテルから注入する局所麻酔薬の選択肢として作用発現の早い2%リドカインがしばしば用いられるが，これとエピネフリンおよびフェンタニルを添加した0.75%ロピバカイン，0.5%レボブピバカインとを比較した研究がある[30]。しかしながらここでも3薬での効果の差はみられない。

さらに毒性の観点から一ついえることは，無痛分娩と違って，帝王切開を硬膜外麻酔で行おうとした場合には，上述のごとく使用するレボブピバカインの濃度はブピバカイン同様に0.5%程度と高濃度の溶液が15～25 ml程度必要となる。この用量では，無痛分娩の場合ではみられなかった局所麻酔薬の安全性に差が出る可能性が大いにある。すなわち，ブピバカインを使用するよりレボブピバカイン(あるいはロピバカイン)を優先した方が神経毒性や心毒性の点から望ましいといえるかもしれない。

3 その他

帝王切開の麻酔は，世界的には脊髄くも膜下麻酔が主流である。このときに用いた局所麻酔薬は術後数時間で効果が消失する。オピオイドを併用しても，後陣痛(内臓痛)にはある程度効果があっても，創部痛には不十分である。これに対してわが国では下部胸椎レベルで局所麻酔薬(＋オピオイド)を用いた持続硬膜外鎮痛法を併用する施設もあったが，近年術後の肺血栓塞栓症予防を目的に抗凝固療法が積極的に行われるようになったため，術後鎮痛法としての硬膜外鎮痛法はあまり利用されなくなってきた。そこで代替えの鎮痛法として注目されているのが腹横筋膜面ブロック(transversus abdominis plane block：TAPブロック)である[31]。このブロックでは左右両側で30～40 mlと多量の局所麻酔薬を用いるために，その際には毒性の少ないレボブピバカイン(あるいはロピバカイン)が有利であるといえよう。

むすび

近年，無痛分娩を目的とした鎮痛法は局所麻酔薬にオピオイドを併用した硬膜外鎮痛法が中心である。それにより運動神経遮断を来さず良好な鎮痛が得られるからである。したがって，そのような低濃度の局所麻酔薬を用いるかぎり毒性や運動神経遮断作用の少ないレボブピバカインの潜在的な利点はほとんどない。ただ，帝王切開において高用量の局所麻酔薬を用いることがあるとすればレボブピバカインの利点をいかせるであろう。しかしながら現実には帝王切開の麻酔は脊髄くも膜下麻酔が主流となっている現在，比較的高価であるレボブピバカインを

積極的に導入する理由はいまだ明確でない[32]。

ちなみに米国ではレボブピバカインを販売していた企業がロピバカインを市販していた別企業に買収されたため，結局これら2つの局所麻酔薬のうちロピバカインのみが残り，レボブピバカインは市場から消え去った。もちろんどちらが優れているというわけではないだろうが，同じような局所麻酔薬を並売する利点はないと解釈される。今後，わが国でこれらの局所麻酔薬のうち何が生き残るかは，わが国における臨床結果や企業戦略の中で淘汰されていくものと予想される。

文　献

1) Lyons G, Columb M, Wilson RC, et al. Epidural pain relief in labour：potencies of levobupivacaine and racemic bupivacaine. Br J Anaesth 1998；81：899-901.
2) Benhamou D, Ghosh C, Mercier FJ. A randomized sequential allocation study to determine the minimum effective analgesic concentration of levobupivacaine and ropivacaine in patients receiving epidural analgesia for labor. Anesthesiology 2003；99：1383-6.
3) Polley LS, Columb MO, Naughton NN, et al. Relative analgesic potencies of levobupivacaine and ropivacaine for epidural analgesia in labor. Anesthesiology 2003；99：1354-8.
4) Boulier V, Gomis P, Lautner C, et al. Minimum local analgesic concentrations of ropivacaine and levobupivacaine with sufentanil for epidural analgesia in labour. Int J Obstet Anesth 2009；18：226-30.
5) Robinson AP, Lyons GR, Wilson RC, et al. Levobupivacaine for epidural analgesia in labor：the sparing effect of epidural fentanyl. Anesth Analg 2001；92：410-4.
6) Lacassie HJ, Habib AS, Lacassie HP, et al. Motor blocking minimum local anesthetic concentrations of bupivacaine, levobupivacaine, and ropivacaine in labor. Reg Anesth Pain Med 2007；32：323-9.
7) Lacassie HJ, Columb MO. The relative motor blocking potencies of bupivacaine and levobupivacaine in labor. Anesth Analg 2003；97：1509-13.
8) Camorcia M, Capogna G. Epidural levobupivacaine, ropivacaine and bupivacaine in combination with sufentanil in early labour：a randomized trial. Eur J Anaesthesiol 2003；20：636-9.
9) Sah N, Vallejo M, Phelps A, et al. Efficacy of ropivacaine, bupivacaine, and levobupivacaine for labor epidural analgesia. J Clin Anesth. 2007；19：214-7.
10) Atiénzar MC, Palanca JM, Torres F, et al. A randomized comparison of levobupivacaine, bupivacaine and ropivacaine with fentanyl, for labor analgesia. Int J Obstet Anesth 2008；17：106-11.

11) Beilin Y, Guinn NR, Bernstein HH, et al. Local anesthetics and mode of delivery : bupivacaine versus ropivacaine versus levobupivacaine. Anesth Analg 2007 ; 105 : 756-63.
12) Van de Velde M, Dreelinck R, Dubois J, et al. Determination of the full dose-response relation of intrathecal bupivacaine, levobupivacaine, and ropivacaine, combined with sufentanil, for labor analgesia. Anesthesiology 2007 ; 106 : 149-56.
13) Sia AT, Goy RW, Lim Y, Ocampo CE. A comparison of median effective doses of intrathecal levobupivacaine and ropivacaine for labor analgesia. Anesthesiology 2005 ; 102 : 651-6.
14) Camorcia M, Capogna G, Columb MO. Minimum local analgesic doses of ropivacaine, levobupivacaine, and bupivacaine for intrathecal labor analgesia. Anesthesiology 2005 ; 102 : 646-50.
15) Lim Y, Ocampo CE, Sia AT. A comparison of duration of analgesia of intrathecal 2.5 mg of bupivacaine, ropivacaine, and levobupivacaine in combined spinal epidural analgesia for patients in labor. Anesth Analg 2004 ; 98 : 235-9.
16) Vercauteren MP, Hans G, De Decker K, Adriaensen HA. Levobupivacaine combined with sufentanil and epinephrine for intrathecal labor analgesia : a comparison with racemic bupivacaine. Anesth Analg 2001 ; 93 : 996-1000.
17) Purdie NL, McGrady EM. Comparison of patient-controlled epidural bolus administration of 0.1% ropivacaine and 0.1% levobupivacaine, both with 0.0002% fentanyl, for analgesia during labour. Anaesthesia 2004 ; 59 : 133-7.
18) Santos AC, DeArmas PI. Systemic toxicity of levobupivacaine, bupivacaine, and ropivacaine during continuous intravenous infusion to nonpregnant and pregnant ewes. Anesthesiology 2001 ; 95 : 1256-64.
19) Owen MD, Gautier P, Hood DD. Can ropivacaine and levobupivacaine be used as test doses during regional anesthesia? Anesthesiology 2004 ; 100 : 922-5.
20) Parpaglioni R, Frigo MG, Lemma A, et al. Minimum local anaesthetic dose (MLAD) of intrathecal levobupivacaine and ropivacaine for Caesarean section. Anaesthesia 2006 ; 61 : 110-5.
21) Camorcia M, Capogna G, Berritta C, et al. The relative potencies for motor block after intrathecal ropivacaine, levobupivacaine, and bupivacaine. Anesth Analg 2007 ; 104 : 904-7.
22) Camorcia M, Capogna G, Lyons G, et al. Epidural test dose with levobupivacaine and ropivacaine : determination of ED(50)motor block after spinal administration. Br J Anaesth 2004 ; 92 : 850-3.
23) Bremerich DH, Fetsch N, Zwissler BC, et al. Comparison of intrathecal bupivacaine and levobupivacaine combined with opioids for Caesarean section. Curr Med Res Opin 2007 ; 23 : 3047-54.

24) Coppejans HC, Vercauteren MP. Low-dose combined spinal-epidural anesthesia for cesarean delivery : a comparison of three plain local anesthetics. Acta Anaesthesiol Belg 2006 ; 57 : 39-43.
25) Gautier P, De Kock M, Huberty L, et al. Comparison of the effects of intrathecal ropivacaine, levobupivacaine, and bupivacaine for Caesarean section. Br J Anaesth 2003 ; 91 : 684-9.
26) Faccenda KA, Simpson AM, Henderson DJ, et al. A comparison of levobupivacaine 0.5% and racemic bupivacaine 0.5% for extradural anesthesia for caesarean section. Reg Anesth Pain Med 2003 ; 28 : 394-400.
27) Cheng CR, Su TH, Hung YC, et al. A comparative study of the safety and efficacy of 0.5% levobupivacaine and 0.5% bupivacaine for epidural anesthesia in subjects undergoing elective caesarean section. Acta Anaesthesiol Sin 2002 : 40 : 13-20.
28) Bader AM, Tsen LC, Camann WR, et al. Clinical effects and maternal and fetal plasma concentrations of 0.5% epidural levobupivacaine versus bupivacaine for cesarean delivery. Anesthesiology 1999 ; 90 : 1596-601.
29) Santos AC. Thhe effects of levobupivacaine, bupivacaine and ropivacaine on uterine blood flow. Reg Anesth Pain Med 1998 ; 23 : S45.
30) Sng BL, Pay LL, Sia AT. Comparison of 2% lignocaine with adrenaline and fentanyl, 0.75% ropivacaine and 0.5% levobupivacaine for extension of epidural analgesia for urgent caesarean section after low dose epidural infusion during labour. Anaesth Intensive Care 2008 ; 36 : 659-64.
31) McDonnell JG, Curley G, Carney J, et al. The analgesic efficacy of transversus abdominis plane block after cesarean delivery : a randomized controlled trial. Anesth Analg 2008 ; 106 : 186-91.
32) Panni M, Segal S. New local anesthetics. Are they worth the cost? Anesthesiol Clin North America 2003 ; 21 : 19-38.

（奥富　俊之）

和文索引

■あ
アプガースコア　167
アミドカイン　137
アミド型　7
　　――局所麻酔薬の物理化学的特性　65
　　――局麻薬　137
安全域　137
安全率　54

■い
イオン化　15
　　――率　73
イオントラッピング　73
域値　162
移行率　11
異性体　6
痛み　3

■う
運動遮断　140, 141, 142
運動神経遮断　126, 128, 131, 132
　　――効果　74, 105

■え
腋窩法　139, 141, 142
エステルカイン　137
エステル型　7
　　――局麻薬　137
エナンチオ選択性　14, 25, 26
エナンチオマー　6, 12
　　――選択性　66, 67
エピネフリン　70
エプタゾシン　122

■お
嘔気・嘔吐　134
オピオイド受容体　122
オピオイドを添加　158

■か
海馬　69
解離平衡定数　61
化学的特性　17
下肢神経ブロック　154
下肢伝達麻酔　153
活動電位　54
カテーテル法　4
冠動脈　27
灌流心臓標本　24

■き
器械分娩率　157
基礎注入量　140
吸収　30, 32
　　――速度　31
鏡像型局麻薬　137
局所麻酔薬　114
　　――中毒　154
　　――中毒症状　134
　　――のイオン化　66
局麻薬中毒　143
極量　93
キラルカイン　137
キラル中心　51
キラル分割剤　13
筋弛緩効果　109
筋裂孔　146

■く

グルタミン酸受容体　57

■け

経口鎮痛薬　138
脛骨神経　150
頸動脈　28
痙攣　22, 162
血液脳関門　65
血管　26
　——収縮　19
　——収縮作用　20
　——収縮薬　4
　——内誤注　5, 30, 157, 163
血漿タンパク　73
齧歯類　21, 33

■こ

光学異性体　51
効果発現　145
交感神経　26, 28
　——遮断　120
　——遮断効果　122, 123
抗菌作用　15
後根神経節　53
後大腿皮神経　149
興奮性シナプス応答　57
興奮性ニューロン　67
硬膜外持続投与　109
硬膜外鎮痛　158
硬膜外麻酔　166
硬膜外無痛分娩　35
膠様質　57
効力　33, 34
コカイン　3, 7, 13
国内第Ⅱ相臨床試験　126
国内第Ⅲ相臨床試験　128
コンベックスプローブ　147, 148

■さ

最高血漿中濃度　143
　——到達時間　143
最小局所麻酔薬濃度　113, 158
最小局所麻酔薬必要量　164
臍帯静脈(UV)/母体静脈(MV)　74
臍帯静脈血　167
鎖骨下法　139, 140
鎖骨上法　139
坐骨神経ブロック　145, 147, 148, 150, 153, 154
作用持続時間　104, 105, 106, 140, 141, 142
作用発現時間　104, 105, 106, 140, 141, 142
三叉神経節　53

■し

ジアステレオマー　6
ジアゼパム　70
視覚的評価尺度　128, 140
子宮胎盤循環　71
刺激伝導系　19
自己調節硬膜外鎮痛　113, 133, 160
自己調節鎮痛　129
持続硬膜外投与　120
持続大腿神経ブロック　152
持続ブロック　151
持続法　151
膝窩静脈　150
膝窩動脈　150
膝窩アプローチ　150
児の予後　160
斜角筋間法　138, 139
遮断効果　104
重量パーセント　138
術後硬膜外鎮痛　115
術後硬膜外投与　113
術後鎮痛　34, 126, 140, 154

術後鎮痛シート　117
術中硬膜外麻酔　103
受容体　8
循環虚脱　22, 162
脂溶性　9, 10, 72
神経遮断　5, 17
心室細動　28
親水性　11
新生児予後　157, 160
深層細胞　59
心停止　19, 162
心毒性　8, 20, 23, 24, 27, 29, 36, 157, 162

■ す
推奨最大投与量　93
数値尺度　142
スクリーニング　17
スフェンタニル　130

■ せ
精密電動式 PCA 機器　122
脊髄くも膜下硬膜外併用鎮痛　160
脊髄くも膜下麻酔　160, 164
　——法　35
脊髄後角　58
全身吸収　20
全身循環　18
前臨床試験　7

■ そ
総腓骨神経　150
瘙痒感　134
"増量-減量"逐次投与法　36
組織毒性　9, 10
蘇生率　23

■ た
大坐骨孔　147

胎児/母体血中濃度比　74
大腿神経　146
　——ブロック　145, 153
大腿二頭筋　149
第二期時間　160
大脳辺縁系　69
胎盤通過性　71, 167
大腰筋溝ブロック　154
滞留時間　11
タキフィラキシー　4
単純拡散　71
タンパク結合率　73

■ ち
チアミラール　70
チオペンタール　70
知覚遮断　140, 141, 142
　——作用持続時間　139
　——作用発現時間　139
　——時間　138
　——発現時間　143
　——レベル　131
遅発性呼吸抑制　134
中枢神経　26
　——系　65
　——系仮説　27
　——系症状　18
　——毒性　67, 162
　——毒性と心毒性の比　162
超音波ガイド法　143
長時間作用性局所麻酔薬　145
跳躍伝導　54
腸腰筋　146
治療抵抗性　162
鎮痛効果持続時間　146, 147

■ つ
追加投与　108
痛覚神経　104

■て

——遮断　128
——遮断効果　104

低血圧　162, 167
デクスブピバカイン　52
デクスメデトミジン　70
テストドーズ　98, 99
テトロドトキシン　61
殿下部アプローチ　148, 149
電気刺激法　139, 141, 143
伝導速度　54

■と

動脈貫通法　142, 143
動脈周囲法　141
投与量の設定　17
ドーナツサイン　146, 147, 148, 150, 151
毒性　18
　——濃度　103
　——力価モデル　21
ドロペリドール　134
貪食作用　71

■に

ニカルジピン　70

■の

脳幹　27
脳血流量　66
脳脊髄液　66
能動輸送　71
脳梁電気刺激　68

■は

排泄　31
肺への取り込み　32
発現頻度　104, 105, 106

■ひ

日帰り手術　138
非結合型薬物濃度　33

■ふ

フェンタニル　115, 116, 117, 118, 120, 134
フェントラミン　70
腹横筋膜面ブロック　169
副作用　107, 134
　——発現率　105
不斉炭素　51
物理化学的特性　17
ブピバカイン　13, 51, 137, 143
フリップフロップ　31
プロプラノロール　70
プロポフォール　70
分子量　72
分配係数　10, 64
分布　31
分娩経過　157, 159, 160
分娩第一期　160
分娩第二期時間　159
分娩様式　160
分娩予後　159
分離神経遮断　126
分離麻酔　142
　——効果　143

■へ

平衡分配係数　9
偏光　12
ペンタゾシン　128
扁桃核　69

■ほ

傍仙骨アプローチ　147, 148
母体の満足度　157, 160
ボランティア　29

■ま
膜安定化作用　8
末梢神経　51

■み
ミダゾラム　70

■む
無呼吸　162
無痛分娩　35

■め
命名法　12
メトクロプラミド　134
メピバカイン　13, 138, 143

■も
モルヒネ　115, 116, 122, 129, 134

■や
薬物動態　31, 143
薬価　164

■よ
腰神経叢ブロック　153
抑制性ニューロン　67

■ら
ラセミ体　6

■り
力価　160
梨状筋下孔　147
立体異性体　6, 137
リドカイン　138, 143
リニアプローブ　146, 150, 151
臨床効果モデル　21

■れ
レスキュー　129
　──投与　140
レボブピバカイン　3, 51, 52, 113, 114, 115, 117, 120, 122, 123, 137, 143

■ろ
ロックアウトタイム　133, 134, 140
ロピバカイン　3, 13, 64, 118, 120, 133, 137, 143

■わ
腕神経叢ブロック　137

欧文索引

A
$α_1$-酸性糖タンパク質　15, 32
$α_1$-acid glycoprotein　73
A $α/β$ 線維　53
A $δ$ 線維　51
AGP　73
AMPA 受容体　57

B
BBB　65, 67
blood brain barrier　65
Bromage scale　105, 106, 118, 128, 131, 132
　——1　105

C
C 線維　51
Ca^{2+} チャネル　25
CSF　66

D
DEX　70

E
ED_{50}　35, 164
ED_{95}　35, 160, 165

K
K^+ チャネル　25

L
Langendorff 標本　21, 26

M
minimum local anesthetic concentration　73, 81, 82, 113
MLAC　36, 73, 81, 82, 113, 158, 160
MMLAC　83
motor blocking minimum local anesthetic concentration　83

N
Na^+ チャネル　16, 25
Nav 1.7　61
Nav 1.8　61

P
patient-controlled analgesia　129
patient-controlled epidural analgesia　113, 133
PCA　118, 129
PCEA　113, 114, 116, 133
pK_a　15, 16, 61
PONV スコア　118
P- 糖タンパク　71

R
$R(+)$ ブピバカイン　52

S
$S(-)$ ブピバカイン　52
Sim's position　149

T
TAP ブロック　169
tonic な抑制　61
TTX　61

――非感受性の電位依存性　61
――感受性の電位依存性 Na チャネル
　　63

■ U
use-dependent(phasic)抑制　61

■ V
VAS　114, 128
――値　129
visual analogue scale　128
VNRS　142

レボブピバカインの基礎と臨床　　　　　　　　　　　＜検印省略＞

2010 年 5 月 20 日　第 1 版第 1 刷発行

定価（本体 5,800 円 + 税）

　　　　　　　　　　　　編集者　浅　田　　　章
　　　　　　　　　　　　　　　　西　川　精　宣
　　　　　　　　　　　　発行者　今　井　　　良
　　　　　　　　　　　　発行所　克誠堂出版株式会社
　　　　　　　　　　　　〒 113-0033　東京都文京区本郷 3-23-5-202
　　　　　　　　　　　　電話（03）3811-0995　振替 00180-0-196804
　　　　　　　　　　　　URL　http://www.kokuseido.co.jp

ISBN978-4-7719-0370-8 C3047 ￥5800E　　印刷　ソフト・エス・アイ株式会社
Printed in Japan　© Akira Asada, Kiyonobu Nishikawa, 2010

・本書の複製権・翻訳権・上映権・譲渡権・公衆送信権（送信可能化権を含む）は克誠堂出版株式会社が保有します。
・JCOPY ＜（社）出版者著作権管理機構　委託出版物＞
本書の無断複写は著作権法上での例外を除き禁じられています。複写される場合は，そのつど事前に（社）出版者著作権管理機構（電話 03-3513-6969, Fax 03-3513-6979, e-mail：info@jcopy.or.jp）の許諾を得てください。